被时间遗忘：进化中大脑与意识的过去

飞跃壁垒：意识所依托的脑结构

思想的小岛：大脑的异常与病症

不断超越：对意识的控制与新的智能

在本书中，我们分为四个部分探讨大脑的功能与生命问题。在现代自然科学的框架体系中，目前的结果大体支持大脑是众多生命的总体控制结构，人类与大多数哺乳动物的感觉、感知、认知、决策、行为、记忆、学习及情感都是通过大脑的结构与神经元之间的电化学活动得以完成的。

什么是生命呢？

不同的学科具有不同的定义，物理学中强调负熵的平衡，化学领域认为自催化与生命密切相关，计算机领域更倾向于贝叶斯过程，神经科学领域则更强调机体的功能与意识的本源，这恰恰是最为困难也是争议最大的研究领域。

清晨草叶上的露珠，
映出天空和草地的颜色；
大脑和意识的发展，
呈现人类进化中的智慧。

本书分为四个部分介绍意识的研究进展：大脑结构和
意识的进化与发展，意识与脑功能的研究方法及复杂
认知功能的结构基础，大脑的疾病与意识的损伤，
以及技术发展带来的新意识形式。

生命 Life

and 与

脑

主编 刘昱

——意识与脑的

协奏曲

人民卫生出版社
北京

图书在版编目（CIP）数据

生命与脑：意识与脑的协奏曲/刘昱主编. —北京：人民卫生出版社，2023.2
ISBN 978-7-117-33920-9

Ⅰ.①生… Ⅱ.①刘… Ⅲ.①意识 - 关系 - 大脑 - 普及读物 Ⅳ.①B842.7-49 ②Q954.5-49

中国版本图书馆 CIP 数据核字（2022）第 202039 号

人卫智网　www.ipmph.com　医学教育、学术、考试、健康，
　　　　　　　　　　　　　　购书智慧智能综合服务平台
人卫官网　www.pmph.com　人卫官方资讯发布平台

生命与脑——意识与脑的协奏曲
Shengming yu Nao—Yishi yu Nao de Xiezouqu

主　　编：刘　昱
出版发行：人民卫生出版社（中继线 010-59780011）
地　　址：北京市朝阳区潘家园南里 19 号
邮　　编：100021
E - mail：pmph @ pmph.com
购书热线：010-59787592　010-59787584　010-65264830
印　　刷：廊坊一二〇六印刷厂
经　　销：新华书店
开　　本：889×1194　1/32　印张：7
字　　数：176 千字
版　　次：2023 年 2 月第 1 版
印　　次：2023 年 3 月第 1 次印刷
标准书号：ISBN 978-7-117-33920-9
定　　价：39.80 元

打击盗版举报电话：010-59787491　E-mail：WQ @ pmph.com
质量问题联系电话：010-59787234　E-mail：zhiliang @ pmph.com
数字融合服务电话：4001118166　E-mail：zengzhi @ pmph.com

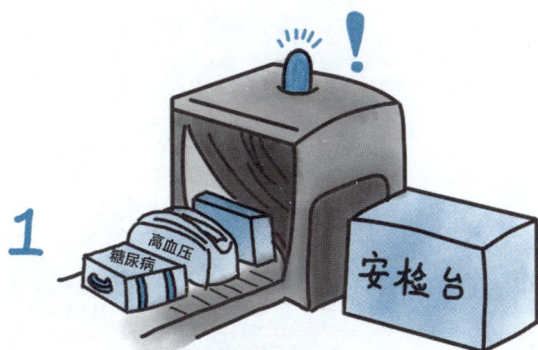

1 术前"安检员"

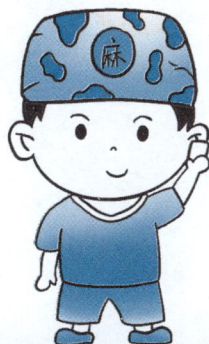

代号: **麻叔**

职责: 麻醉手术旅程
的"安全保障者"

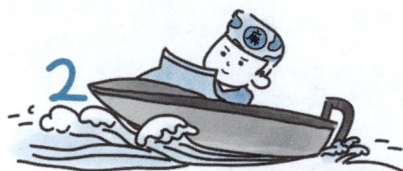

2 术中"护航者"

3 术后"镇痛使者"

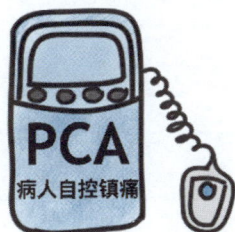

PCA
病人自控镇痛

序

医学知识博大精深，人体功能错综复杂，如何通过简单的方式将生命现象解释清楚一直是医学教育工作者面临的重要难题。漫画，是一种艺术形式，是用简单而夸张的手法来描绘生活、生产和实践的图画。漫画风格虽然简练，但却十分注重意义的传达，通过幽默、诙谐的画面，揭露事物的本质。如果能够采用漫画的表现手法揭示生命现象和医学理论，将会使复杂深奥的生命本质变得深入浅出、形象易懂。

麻醉是通过药物或其他方法产生的一种中枢神经系统或周围神经系统的可逆性功能抑制，可以消除患者手术疼痛，合理控制应激和维护重要脏器功能，保证患者安全，从而为外科手术创造理想的条件。围绕着如何实施理想麻醉以及麻醉对人体各器官、系统和整体功能的短期和长期影响就构成了麻醉学的基础理论体系。这些理论对非专业读者来说无异于"天书"，如何通过漫画的表现形式将麻醉医学的复杂理论更精准而简单地呈现给大众呢？徐州医科大学麻醉学教学团队进行了有益的尝试，组织编写了《麻醉医生看生命》漫画科普丛书，包括四个分册：《生命与人体功能——奇妙的身体旅行》《生命与麻醉——拨开迷雾看麻醉》《生命与药物——小物质有大力量》《生命与脑——意识与脑的协奏曲》。丛书站在麻醉医生的角度，将漫画与文字相结合，生动形象地诠释了与我们生活息息相关的生命现象，包括麻醉状态下各器官的功能改变、麻醉药物的作用机制，以及人们普遍关注的麻醉给身体带来的影响等问题，将抽象、复杂的医学知识变得浅显易懂，使读者更乐于阅读，更便于理解。

教材是立德树人的重要载体，用心打造"培根铸魂、启智增慧"的科普教材是当代教育工作者肩负的光荣使命。在本丛书的编写过程中，徐州医科大学麻醉学教学团队始终秉承"落实立德树人根本任务、全面推进素质教育、培养创新创业人才"的重要原则，兼顾科普教材的通俗性、趣味性和实用性，用心打造了这一漫画科普丛书。

徐州医科大学创办了我国第一个麻醉学本科专业，编写了我国第一套麻醉学专业教材，构建了中国特色的麻醉学终身教育体系，2019 年获批国家首批"一流专业"建设点。麻醉学专业作为徐州医科大学的特色品牌专业，在全国麻醉学教育中具有重要位置，被誉为"中国麻醉人才的摇篮"。徐州医科大学在多年的麻醉学教育与研究工作中积累了丰富的经验，对国家麻醉学的人才培养和梯队建设做出了卓越的贡献。因此，徐州医科大学麻醉学教学团队有责任、有义务，从麻醉学的角度为广大读者描绘生命的伟大画卷，诠释生命的本质、麻醉药物的作用机制、麻醉的实施过程、麻醉可能的并发症，以及解开人们对麻醉的误解与困惑，从而帮助读者了解生命，关爱生命。本科普丛书将为满足人民群众日益增长的健康需求和对美好生活的向往提供丰富的精神食粮。

空军军医大学　教授　博士研究生导师
教育部长江学者特聘教授
科技部中青年科技创新领军人才
中国医师协会麻醉学医师分会副会长

董海龙

2023 年 1 月

在手术室，一次次默默地看着生命的新生，工作的职责要求麻醉医生们必须以尽量客观的方式去看待生命，去尊重生命，但也给予了麻醉医生不同的视角，关爱患者，也看着这个世界。在"麻醉医生看生命"这一丛书中，徐州医科大学麻醉学院联合了很多的麻醉一线工作者和麻醉学教育工作者，描绘他们眼中的生命。

能够作为主编参与该丛书的编写工作，对于我来说，是非常荣幸的。我在麻醉学领域的资历尚浅，但机缘巧合幸运地从事了一些大脑功能的研究。麻醉机制的研究与脑科学研究密不可分，探索麻醉的机制涉及人类脑科学研究的核心问题——意识的本源。

对于生命起源和大脑功能的探索，在人类最近的这一百年时光里受到前所未有的关注，取得飞速进展，但人类意识的起源仍旧是一个巨大的谜团。我们为什么会哭泣，为什么会欢喜，我们是如何在大脑中建立真实世界投影的？

进入 21 世纪以来，多个国家开展了规模宏大的脑研究，从欧洲的"蓝脑计划"、美国的"推进创新神经技术脑研究计划"，到日本的"脑/思维计划"，再到我国的"中国脑计划"，数以百亿计的资金被投入大脑研究领域，大脑与生命的画卷开始逐渐揭开。在这本书中，我们汇集了一些理论、技术与实验研究，与读者朋友共同探讨意识、大脑与生命的谜题，例如：

第一章第一节描述的综合信息理论，来源于心理学的理论研究，是最近较为被接受的对于意识的定量描述，相关领域正处在蓬勃发展阶段。

第二章第一节中提到的染色技术赋予了生命科学与脑研究颜色的意义，最早的时候是使用天然的染料，随着化学工业的发展，合成的染料起到了更好的作用，后来在一些学者的努力下，出现了免疫染色的技术，通过转基因的方式又可以做到原位的颜色表征。

第四章第一节提到的记忆的清除与植入，在相关技术的开发过程中，技术的改进伴随着社会意义的争论，你又如何看待相关的方法呢？

友人创作的一首诗流淌在我的大脑。

电光与灵魂

我看着我的大脑，

这思想的来源在哪里？

黄昏的光线透过睫毛，

偶尔传来喜鹊的欢叫。

抬起手臂，

转动身体，

饥饿的感觉如此清晰。

智慧、心境、爱情与努力，

电与灵魂。

在电与灵魂的世界，产生了欲望、感知、行为、痛苦、衡量，也承载着未来的爱与希望。

感谢张文慧、陈默、赵晓雪，感谢她们在这本书的漫画绘制工作中所做出的努力，以及她们给插图进行灵活设计的用心。本书的每一幅图画里，都有她们的付出和汗水。由于我们的水平、经验和时间有限，有遗漏和不妥之处在所难免，恳请各位专家、学者及广大读者不吝提出您的宝贵修改意见。

刘昌

2023 年 1 月

目录

>>>>>>>> 第五节

再向前一点——古老的无脊椎动物　43

第二章

飞跃壁垒：
意识所依托的脑结构
47

>>>>>>>> 第一节

让我们变小吧——对微小结构的观测　49

>>>>>>>>>　第二节

再小一点儿吧——去看传感器与蛋白质　66

第三章

思想的小岛：
大脑的异常与病症

129

生命
Life
and 与
脑

被时间遗忘：
进化中大脑与意识的过去

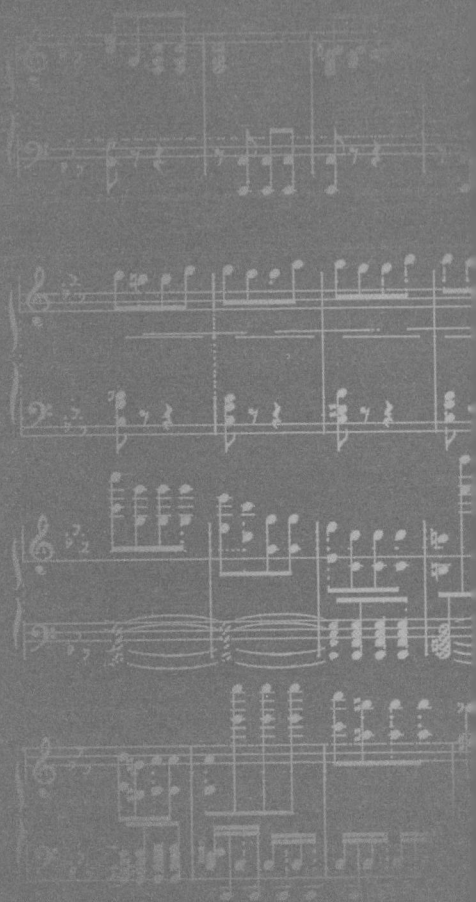

是谁创造了意识，给了我们理解周围环境的方法和认识自己的能力？意识是一个虚无的东西，存在于我们的脑海中。

人类的意识并不是一缕光，也不是跳跃流过的电流，它是由包含了许多层次的智慧衍生出来的，由大脑创造出来的。**人类的意识是独一无二的存在，是每个人思想的凝结。**

从科学的角度定义，意识是大脑对自己和周围世界的认知。如果人们能够用语言描述他们刚刚经历过的某件事情（当然这种描述是不必大声说出来的），这种描述的能力就是意识的重要组成部分。**意识存在的前提，是大脑对自身有独特的感觉、感受，对环境有个人的见解和思想。**"我思故我在"，这句话是有合理性的。

在本篇故事的开头，我们将跟随着生活在"意识世界"里的麻醉医生们，去看看意识的旅程，去看看他们在这个世界里掀起的一些风浪……

旅程的第一站：意识，作为如此独特的存在，它的过去是怎样的？

第一节
欢迎来到
过去的世界
——生命、脑与意识

在漫长的历史长河中，学者们一直致力于对意识的探索，甚至为了信念不惜燃烧生命。他们得出的观点有些是正确的，有些被时间证明是谬误的。现在，到了21世纪20年代，学者们能够共同接受一个观点：**大脑是控制生命活动的中央区域，是产生意识的主要人体结构。**

科学已知的最复杂和最迷人的两个结构——**大脑中的神经元网络和宇宙中的星系网络具有惊人的相似性。**如果我们将宇宙的物质分布图与大脑的神经元分布图放在一起，或者将两者的波动功率图谱进行对比，或者比较大脑的860亿神经元连接与宇宙所包含的1 000亿个星系，那些由普通物质和暗物质组成的弦状细丝构成的宇宙网，和大脑网络一样深邃迷人。生命与意识的起源，和宇宙的起源一样，让科学工作者觉得既迷人，又抓狂。

那么首先就沿着进化的脚步，看一看过去的生命、脑与意识吧……

生命是由更高级的生命创造的吗

进化的起点是无序的物质，进化的产物是生命。人们可能会问："宇宙是否有一个目的？是否有一种更高级的力量，为了一个更高的目的，而创造了包括我们在内的一切？"

对于生命起源的认知，人类经历了不同阶段。目前在科学界较为广泛接受的观点是，**生命起源于海底，由简单的物质缓慢演化而成。**

早期地球上的化学反应可能导致了一系列有机化合物的产生。一种仍有争议的观点是，早期大气中的某些成分在闪电下偶然产生了氨基酸，又偶然地结合成了长长的聚合物链时，就提供了生命的基本成分，形成了搭建生命所需的模块。

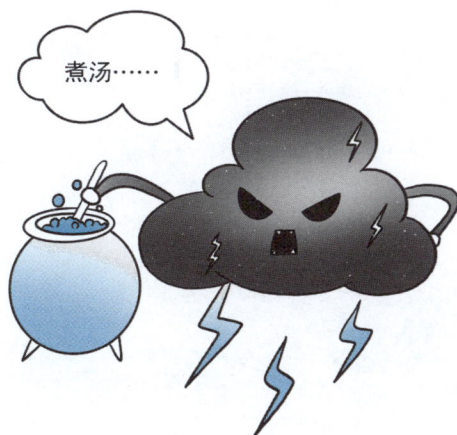

意识的起源

意识的起源也是一个重要的问题。生命的起源、意识的起源和宇宙的起源，这三个问题不仅在我们的传统文化中被不断地探索，在几乎所有人类的早期文明中都被反复求解，并且还在一些神话中有过懵懂的追寻，比如吃尾巴的蛇象征着永恒的生命开始与终结。

动物的意识是在动物进化的哪一个阶段开始具有的？ 这恐怕永远都无法准确回答。现代科学研究认为，意识经验与活跃的、移动的动物中复杂行动的实时协调有密切关系，另外，不同的观点认为，意识经验的进化与某些形式的学习联系在一起，特别是对跨越不同感觉模式和跨越时间的微妙关系的学习，可以被简称为无限联想学习。有趣的是，这两种观点都认为最为基本的意识出现与距今 5 亿年前的寒武纪大爆发相关。无论哪种观点，目前的解剖和分子研究指明，**意识是大脑中原子和分子相互作用的产物。** 在后面，我们将很快谈到意识的综合信息理论，这是一种从数学视角对意识的理解。

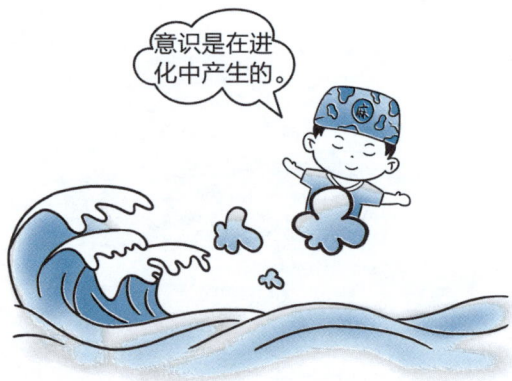

> 意识是在进化中产生的。

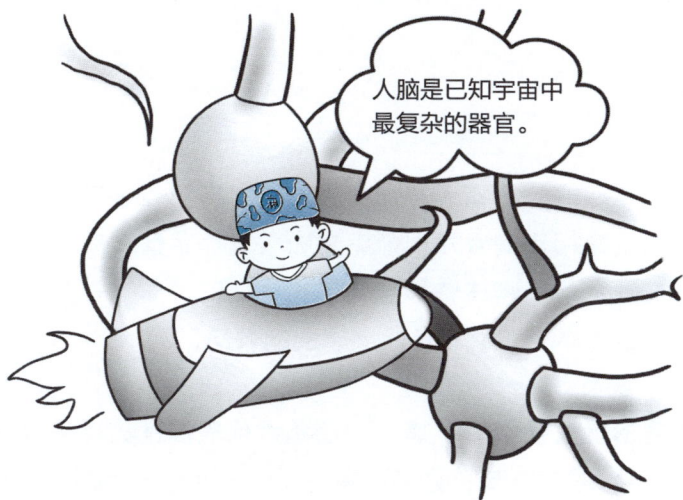

>>>>>>>>

大脑为什么要这么复杂

虽然在某些神话和古老的文明中，语言、思考和情感的功能是被归因于心脏的，但现代科学更接受大脑才是生命的总控中心，才是意识的载体。**人脑是已知宇宙中最复杂的器官。**

人脑中有超过 860 亿个神经元，神经元之间又相互连接成了数万亿个突触。大脑皮层是大脑的重要部分，这是一片薄薄的挤满了神经元的组织，构成了大脑高度折叠结构的最外层。大脑皮层最有可能是意识的物理基石。

大脑这个约重 1.4 千克的器官负责我们的智力、感觉，并启动身体运动，存储记忆。

熵增与生命

矛盾总是存在的。在物理学定律中，热力学第二定律描述了一种与大脑和生命相反的必然现象。热力学第二定律表明：热量是不可能自发地从低温物体转移到高温物体上的，一个孤立系统的总混乱度不会减小，即世界有趋向混乱的倾向。

混乱程度的度量被称为"熵"，熵越大代表混乱的程度越高。 在物理模型中，没有外部的能量，系统处在一个不断"熵增"的过程。生命与意识似乎打破了这一定律，生命可以在相当长的时间里维持低熵，甚至是熵减。在 21 世纪 20 年代，在熵的定义下对意识与生命的研究仍在艰难前行，包括目前最新的自由能原理与意识的表征理论。

简而言之，**"熵增"——世界的尽头是走向寂灭；"熵减"——大脑存在的目的是降低生命体的熵。**

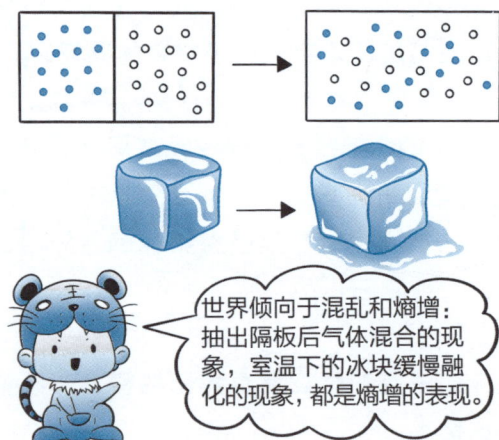

世界倾向于混乱和熵增：抽出隔板后气体混合的现象，室温下的冰块缓慢融化的现象，都是熵增的表现。

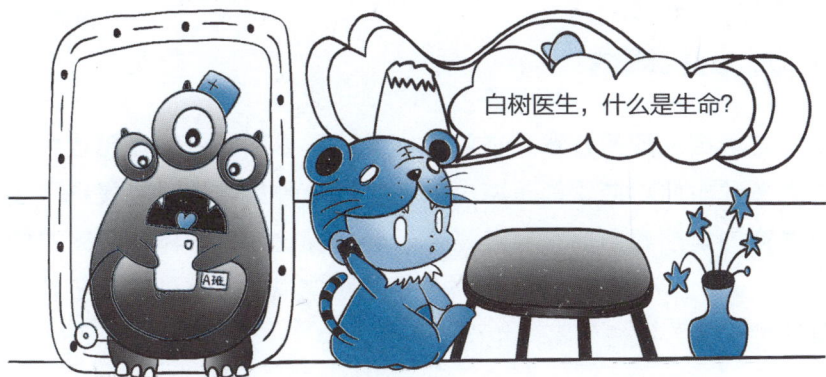

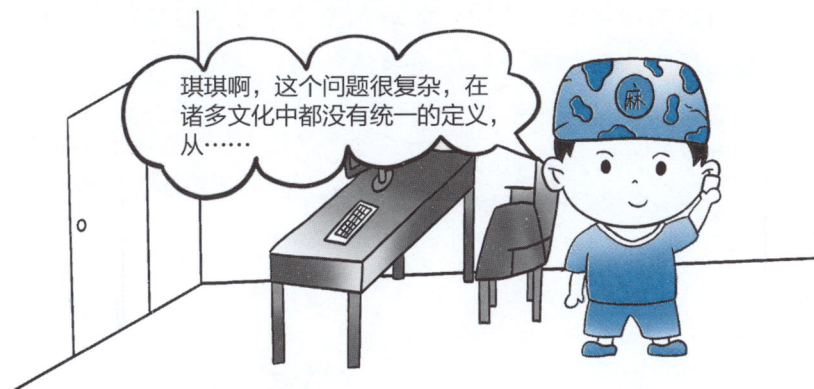

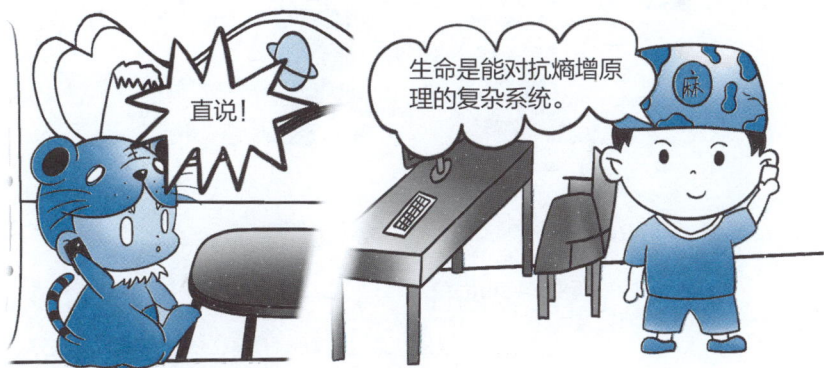

生命，对抗熵增！

生命与熵增原理相违背！在生物体或短暂或漫长的生命历程中，绝大多数时间它的熵都是减少的，并且这种熵减的状态贯穿了生命发育的前期和中期，甚至是中后期。仅仅当生命体面临死亡威胁的时候，这种状况才被打破——死亡意味着生命体的熵显著地、急速地增加，往往不可逆地增加。

那么这与热力学第二定律相违背吗？生命要做到自身熵减，就必须通过信息与决策体系计算出适当的行为，通过行为获得能量、规避天敌，以维持熵减。而这种对信息获取与准确决策的需求，促使了进化中大脑与意识的产生。

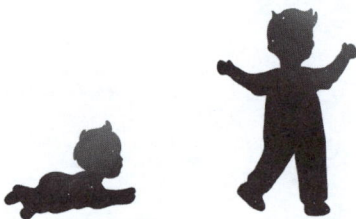

> 生命无处不在，伴随着熵减而生，终将因熵增而结束。

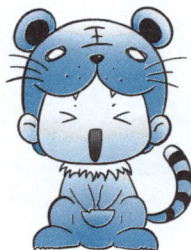

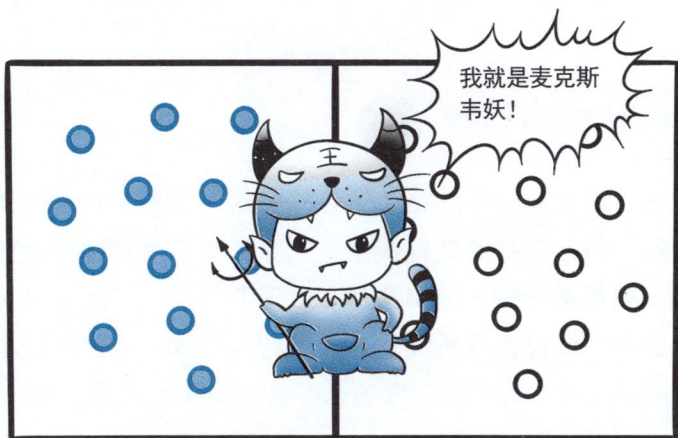

> > > > > > > > >

麦克斯韦妖

好玩的是，在物理世界里，逆熵增也是可能发生的——一个小小的"恶魔"就可以违反热力学第二定律。在 20 世纪的一个假想实验中，一个恶魔控制着两个气室之间的门。它不断将速度较快的分子放入第一个气室，而将速度较慢的分子放入第二个气室。一段时间后，第一个气室的温度就会比第二个气室高。这个被称为"麦克斯韦妖"的恶魔违反了热力学的第二定律，这就是生命最基本的样子了。

这又引发了另一个悖论。如果说意识保证了生命体的熵减，而熵减恰恰正是意识和生命的核心，也就是说意识产生了意识。这对吗？

利用信息的循环过程

在意识与熵减之间，无论是为了对抗时间的流逝所带来的熵增，还是寻求有利于自身繁育的熵减，生命都需要循环往复地完成这项工作：**采集信息—> 做出抉择—> 采取行动—> 反馈学习。通过反馈学习，生物体不断优化自己的行为模式。** 在躲避天敌或者追求伴侣的时候，这种对信息的循环处理过程也大致类似。

这种反馈学习的过程，在生命和意识研究的范畴内通常被称为强化学习。目前，主流的通用学习模型都可以出色地完成很多工作，例如可以下围棋的人工智能算法围棋初代（AlphaGo）的核心算法就是多层强化学习。那么在你看来，围棋初代算法有意识吗？

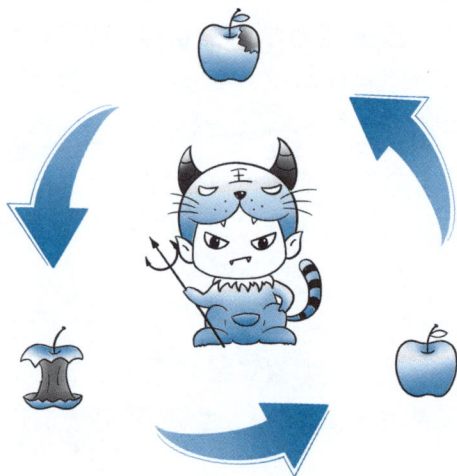

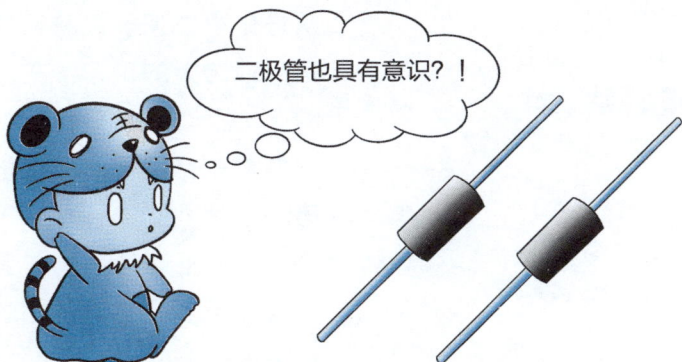

>>>>>>>>

意识的综合信息理论

究竟什么才是具有意识的，这个问题很难，人们一直试图对意识进行定义、计量，也提出了不同的理论。在 21 世纪 20 年代这个时间节点上，心理学中被热烈讨论的是称为综合信息理论的系列研究，也被简写为 IIT 理论（integrated information theory）。

综合信息理论是一种具有独特视角的意识理论，该理论认为意识是对信息的整合，要对意识进行衡量，这取决于对整合信息值 Φ 的度量。 当整合信息值超越了它的各个组成部分的信息总和之后，意识就产生了。依据综合信息理论，即使最简单的指示设备，由于也具有一定程度上的信息整合功能，那么也具有意识，这遭遇了广泛的批评。

第二节
生命的巅峰
——伟大的哺乳动物

从进化中去理解大脑和意识，是一项浩大的工程。在距今大约 2.3 亿年前的三叠纪晚期，一群兽孔目爬行动物分化成了第一批哺乳动物。十分不幸的是，第一批哺乳动物与第一批恐龙差不多是同时进化的，在接下来的 1.65 亿年里，哺乳动物被驱逐，它们不得不生活在树上或钻入地下。直到恐龙大灭绝，哺乳动物才走上了舞台。

哺乳动物现在生活在每个大陆和每个海洋中，大小从仅 2 克的大黄蜂蝙蝠到巨大的蓝鲸不等。它们有着广泛、丰富的移动方式，包括走、跑、跳、爬、摆动、挖掘和钻洞等，以及游泳、滑行和潜水，有几种还会飞。**尽管种类繁多、差异巨大，哺乳动物仍有四个共同的基本特征，它们都有毛发、乳腺、铰链式的下颌，以及三个微小的中耳骨。在哺乳动物中，啮齿类动物以其高数量而著称，灵长类动物以其高智力而独树一帜，其中人类代表着哺乳动物智力的巅峰。**

人类的大脑是最大的吗

虽然"智力"还没有统一的定义，但通常认为人类是地球上最聪明的生物。**人类拥有所有脊椎动物中相对于身体尺寸最大的大脑，重量为 1.4 ~ 1.5 千克。**

智力与大脑的实际重量无关，它更多的是和大脑重量与整个身体重量的比值有关，并与大脑皮层体积相对于大脑总体积的比例相关。更大的大脑并不一定意味着更聪明，比例更重要。

人类的大脑具有更多的褶皱，这使人脑的表面积更大，此外人脑中负责高级信息处理的联合皮层的面积也更大。

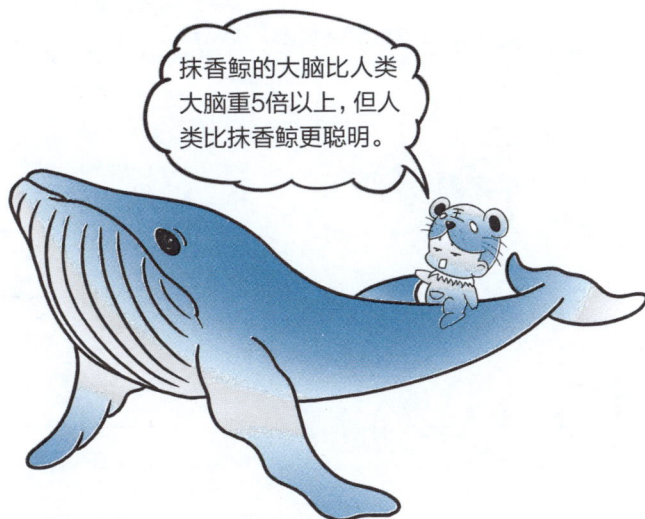

抹香鲸的大脑比人类大脑重5倍以上，但人类比抹香鲸更聪明。

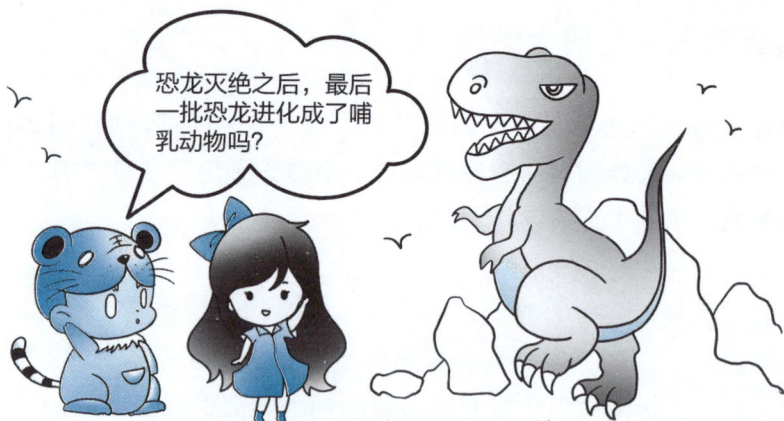

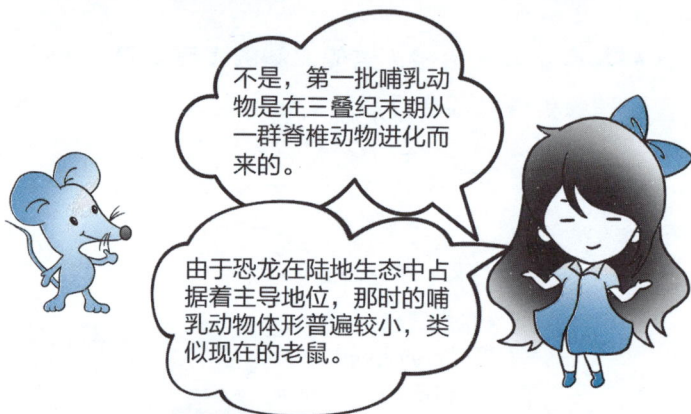

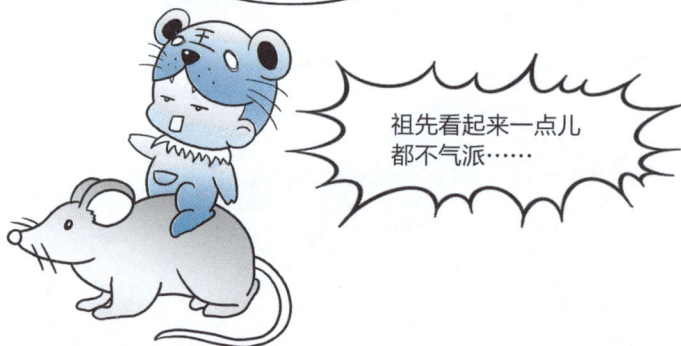

裹紧大脑的小被子

要观察大脑，首先需要剥开它，相类似的情形是剥开一枚种子。如果考虑壳的硬度和包裹的厚度，大脑更像是一个坚果，像是榛子或者夏威夷果，剥开需要费一番周章。

大脑完成了生命体绝大部分的"智能"运算，要窥视大脑，至少有十几层覆膜需要层层打开，包括毛发、表皮、真皮、结缔组织与反射着银白色光辉的骨膜，以及骨密质、骨松质、骨密质与颅骨下的部分空隙，还有硬脑膜、硬膜下隙、软脑膜、蛛网膜、蛛网膜下隙等充满着鲜红血液的柔润结构。

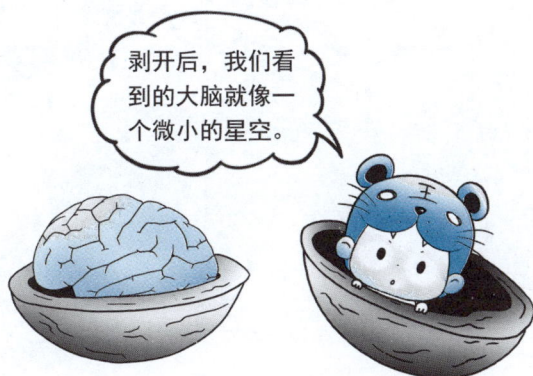

剥开后，我们看到的大脑就像一个微小的星空。

皮层的褶皱

既然智力与大脑皮层相对于大脑的体积比例相关，那么增加大脑皮层的份额显然是明智的选择。**在人类大脑中，皮层约占大脑总质量的三分之二，它位于大多数大脑结构的外围，厚度为1.5 ~ 5毫米。** 大脑皮层的折叠很不美观。乍一看，皮层的褶皱似乎就是简单地因为过多的组织在过小的颅内拥挤造成的，但褶皱形成的实际过程要复杂得多。

皮层褶皱只在哺乳动物中存在，并且折叠模式在不同物种之间有很大的不同，但在物种内部具有高度的相似性。 目前的理论模型支持生物力学在褶皱形成中起关键作用的观点，而实验证据认为决定皮层折叠模式的关键是发育过程中位于外脑室下区的基底祖细胞。

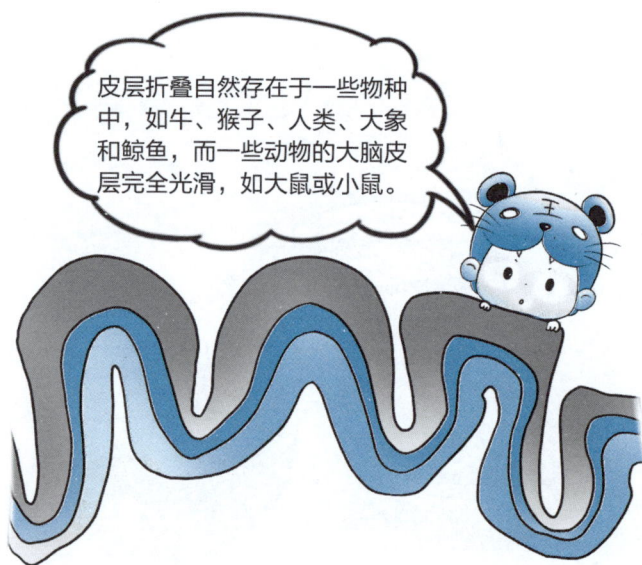

皮层折叠自然存在于一些物种中，如牛、猴子、人类、大象和鲸鱼，而一些动物的大脑皮层完全光滑，如大鼠或小鼠。

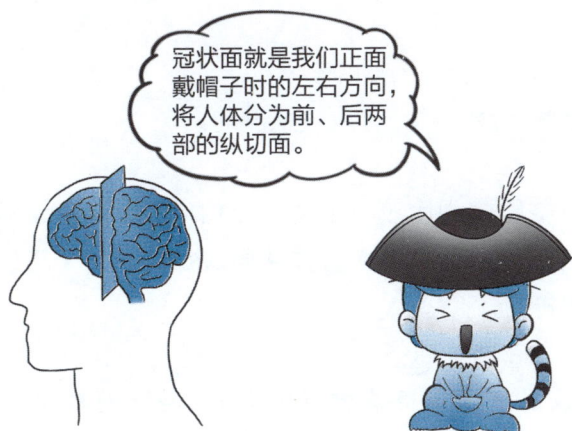

冠状面就是我们正面戴帽子时的左右方向，将人体分为前、后两部的纵切面。

> > > > > > > >

脑观测的三个维度

当剥开大脑的层层保护结构后，我们将看到，埋藏在这些覆膜下面的大脑的体积并不大，这是一个柔软的、闪烁着电和化学光芒的世界。**大脑的构造精密绝伦，其精密度是迄今为止所有人工制造的物品无可企及的。在显微镜下观察，尤其在染色的情况下，大脑的网络十分恢宏，很像银河系。**

研究三维物体的结构，尤其是实心的三维物体，是复杂的事情，因而人们通常会对大脑进行切片研究。水平的脑切面是好理解的，而垂直的脑切面有两个，一个是冠状面，一个是矢状面。冠状面将大脑切成两半，即前一半和后一半，而矢状面将大脑切成左右两半，切口是沿着人们射箭的方向进行的。

大脑的能量消耗

与身体的其他器官相比较，由神经元构成的大脑复杂程度更高，这是由它的组织特性和连接特性共同决定的。**这个巧妙的结构消耗着惊人的能量。**

人类大脑仅仅占据了身体质量的 2%，但它消耗了身体能量的 20%。 大脑能耗的增加，一部分原因是人类在从低级灵长类动物开始进化的进程中，如果换算成相同的身体重量，大脑大约膨胀了 3 倍的体积；另一部分原因是神经元之间突触连接数量的显著增加。数百万年来，人类食物摄入量的增加和质量的提高，以及肠道和运动系统消耗的减少，为大脑的高能耗提供了有利条件。

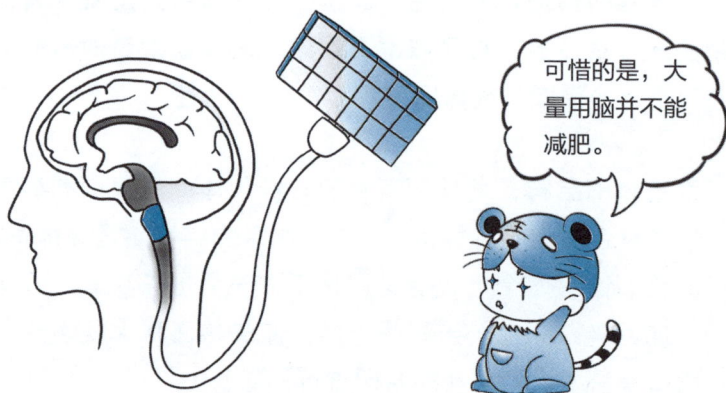

可惜的是，大量用脑并不能减肥。

交感神经负责升高血压，而副交感神经则负责降低血压。

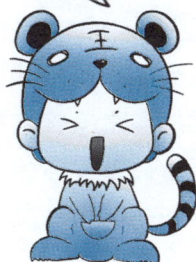

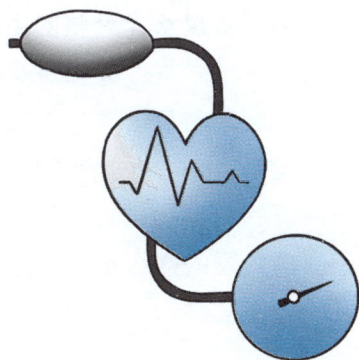

> > > > > > > >

自主神经系统

大脑是意识的基石，但意识却不能完全控制大脑，有很多脑活动是不受意识控制的。自主神经系统是大脑神经系统的一个重要组成部分，它自主地进行工作，不需要人的意识参与或努力。**自主神经系统负责心率、血压的调控，还管理腺体、心肌和平滑肌，如消化系统、呼吸系统、皮肤和肌肉等。**

自主神经系统包括交感神经系统和副交感神经系统。当接收到身体和外部环境的信息后，自主神经系统就通过交感神经刺激身体进程或通过副交感神经抑制身体进程，进而做出无意识的响应。

黑猩猩的大脑和人类有区别吗

有了充足的能量供给，大脑的主要进化趋势是精细化。哺乳动物中灵长动物这一分支，逐渐进化出了非常高的智商。高等灵长类动物的新皮层具有高度发达的联合功能，能接收和综合分析来自视觉、嗅觉、听觉、味觉和触觉感受器的多重感觉信息输入，并转化为良好的运动响应。灵长类动物通常有着灵活的手指，除了得益于高度发展的联合皮层，还归因于新皮层中与触觉和视觉相关区域的高度发展。

黑猩猩的智力，目前被认为是最接近人类的。聪明的成年黑猩猩被认为具有与 6 岁儿童相当的智力。黑猩猩们会把树叶从树枝上剥下来，然后使用树枝从白蚁堆里挖出可口的白蚁。

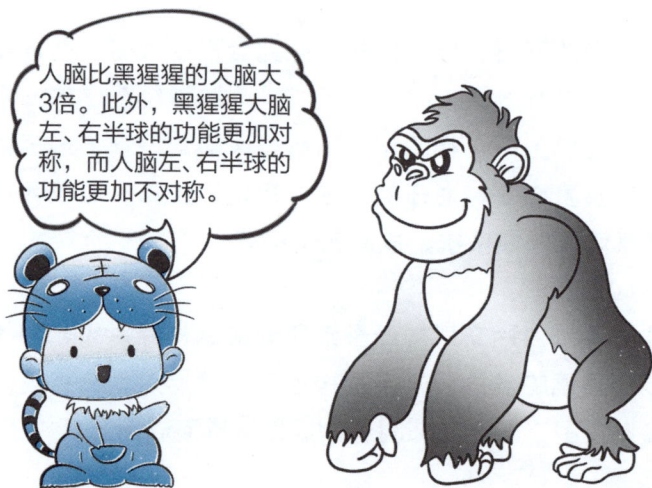

人脑比黑猩猩的大脑大 3 倍。此外，黑猩猩大脑左、右半球的功能更加对称，而人脑左、右半球的功能更加不对称。

在其他鲸类动物（如须鲸）及海牛、鸟类中，也观察到了单半球睡眠。

>>>>>>>>

轮流睡觉的左右脑

伴随着高效率的工作和巨大的能耗，大脑也需要休息。动物们的睡眠方式各有千秋，比如海豚，与我们人类的长时间无意识睡眠不同，海豚必须一直保持清醒，以定期来到水面呼吸。对于海豚来说，如果像人类一样进入无意识的深度睡眠，它们就会停止呼吸。

为了生存，海豚每次只允许一半的大脑睡觉，另一半则保持警觉，使海豚能够继续呼吸并注意环境中的危险。海豚睡觉时也只闭上一只眼睛：当右半边大脑睡觉时，左眼会闭上，反之亦然。这种类型的睡眠被称为单半球睡眠。

老鼠的大脑有多发达

海豚很聪明，它们是水族馆的明星。一些体积很小的动物也很聪明，甚至可以说具有惊人的智力。例如那些一生都需要不停地"啃"的啮齿动物。啮齿动物需要不停地啃，是因为它们的上、下颌各有一对持续生长的门牙。

在哺乳动物中，约有 40% 是啮齿动物。啮齿动物主要通过嗅觉寻找食物。**在人类和小鼠的基因组中分别发现了大约 400 和 1 000 个不同的功能性气味受体。**在啮齿动物的大脑里，那个专门负责嗅觉信息处理的嗅球得到了极大的发展。大鼠和小鼠还具有独立的桶状皮层，用以编码胡须的感觉信息，这样它们就不仅可以感受鼻子前面的物体，还能感受风向。

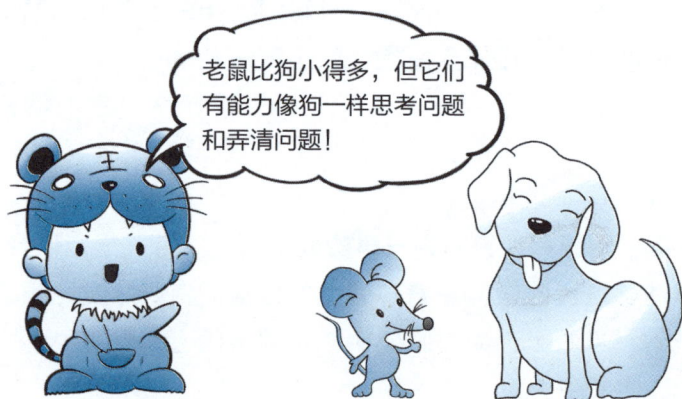

> 老鼠比狗小得多，但它们有能力像狗一样思考问题和弄清问题！

第三节
寻找过去
——占领世界的脊索动物

当哺乳动物无比兴旺，在恐龙灭绝后开始从进化舞台的边缘走向进化舞台的中心时，如果我们从更广阔的视角来看的话，更广阔的背景是脊索动物门的繁盛。

脊索动物门是一个相当大并且在进化中相当成功的门类，共包含 5 万多个物种，大小从大约 4 毫米到超过 33.50 米长。脊索动物门分为三个亚门，包括尾索动物亚门、头索动物亚门和脊椎动物亚门。各物种智力差异非常大，有诸如海鞘这种极为简单的生物，也包括能够完成复杂任务的灵长类动物。

脊索动物几乎遍布全球。事实上，我们在动物园里看到的大多数动物都属于脊索动物门。脊索动物还包括各种奇异的鱼类，只是这些鱼类在该门类的历史上很早就已经灭绝了。**寻找进化中的脊索动物，是一件有意思的事儿。**

脊索动物的大脑是什么样的

演化决定了脊索动物的大脑结构。脊索动物是由无脊椎动物演化而来的，它们与棘皮动物和半索动物具有共同的祖先。**从进化上来看，脊椎动物是神经系统获得最充分发展的动物门类，并由此最终演化出了具有自我意识的我们。**

脊索动物因脊索而得名，它们的脊索是一种灵活的杆状结构，位于消化管和神经管之间。在一些脊索动物中，脊索在它们的一生中都充当身体的主要轴向支撑。相对于昆虫和棘皮动物，在物种演化的过程中，脊索动物具备更先进的感知、计算和运动控制系统。

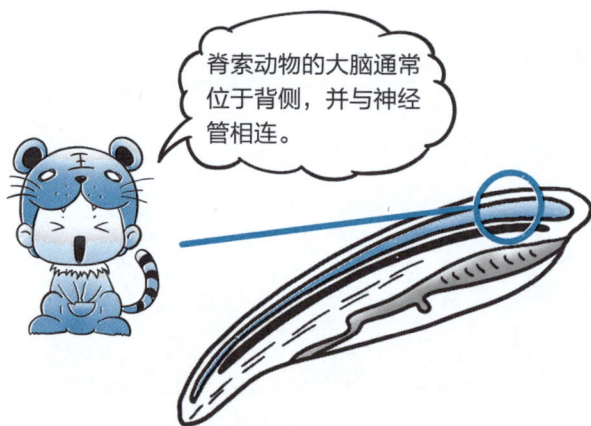

脊索动物的大脑通常位于背侧，并与神经管相连。

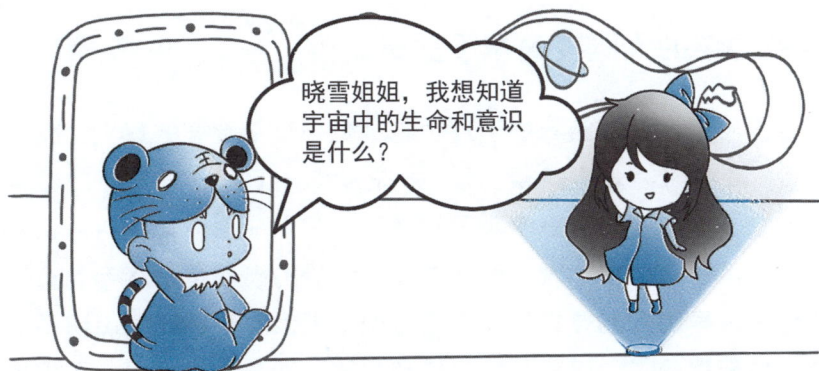

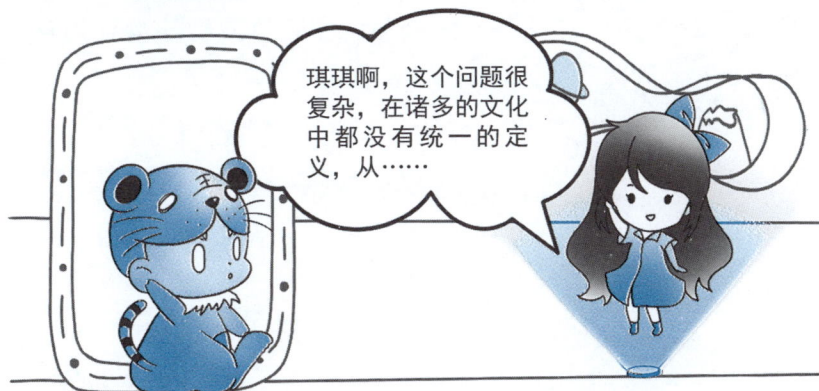

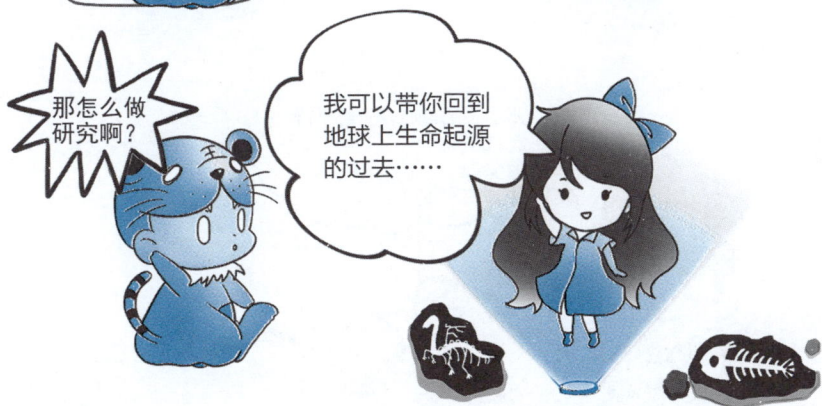

脊椎动物的大脑发育早于颌骨出现

在脊索出现之后，颌骨的出现也在进化中具有重要的意义。有了颌骨，脊椎动物才能咀嚼食物，才能发声。下颌的进化标志着脊椎动物进化过程中的一个重要转变，使它们成为成功的、活跃的掠食者。"吃"和"喊"同样重要！颌骨的出现也是从无到有。**地球上最早出现的脊椎动物是无颌的，但大脑已经开始出现了专业化的脑区分工，如前脑、中脑和后脑。**现在，绝大部分无颌类动物都已经灭绝了，只有七鳃鳗亚纲和盲鳗亚纲动物种类存活至今。

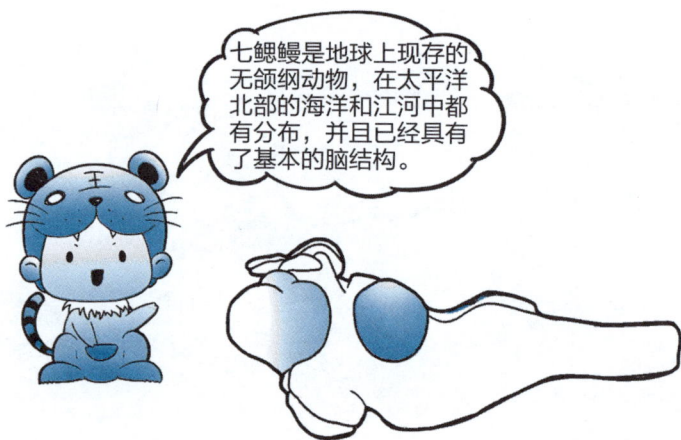

> 七鳃鳗是地球上现存的无颌纲动物，在太平洋北部的海洋和江河中都有分布，并且已经具有了基本的脑结构。

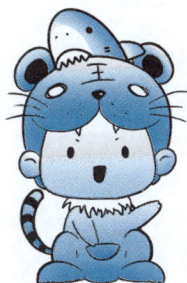

鲨鱼的大脑有详细的专业化分工：小脑负责身体运动，后脑处理感觉信息，中脑整合感觉信息，嗅叶负责嗅觉，而前脑协调感觉信息。

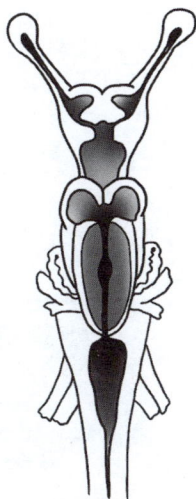

>>>>>>>>

鲨鱼的脑子是很古老的

在脊索动物门中的脊椎动物亚门里，逐渐进化出了繁复的鱼类形态，并开始统治海洋世界。其中第一批类似鱼的生物出现在距今5亿年前。在大约4.2亿年前，硬骨鱼和软骨鱼开始分化成了不同的物种。

鲨鱼是在4亿年前出现的，它们比恐龙还早了大约2亿年。鲨鱼在五次大灭绝中都幸存了下来，它们甚至在树木出现之前就已经出现在了化石记录中，是充满历史的"活化石"。**鲨鱼属于软骨鱼类，有着非常大的大脑，它们的大脑与身体的比重高于大多数鱼类，甚至与一些哺乳动物相差无几。**

晓雪姐姐，什么是软骨鱼？

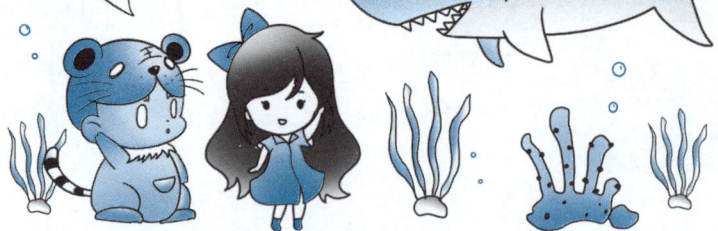

软骨鱼的命名来源于它们的骨骼特征，软骨鱼的内骨骼完全由软骨组成。

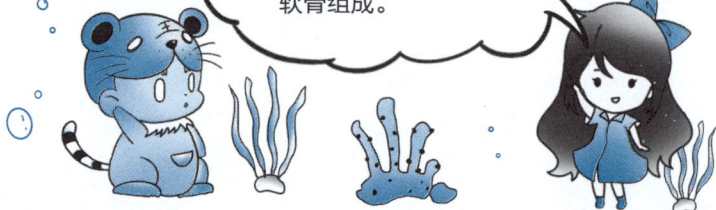

哦，软骨鱼一定没有鱼刺！

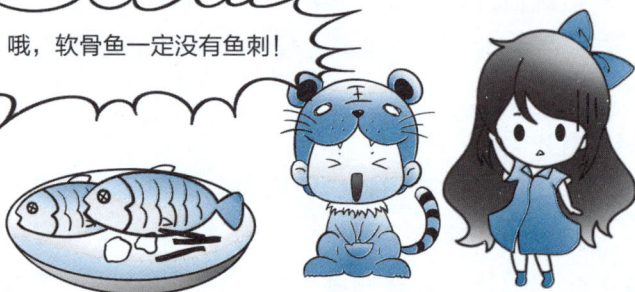

硬骨鱼的大脑演化

与软骨鱼截然不同的是，硬骨鱼的骨架至少部分是由真骨组成的。**硬骨鱼涵盖了现存鱼类的绝大多数种类，共包括超过 5 万个物种。**

硬骨鱼与软骨鱼的另一个区别是，硬骨鱼能够通过鱼鳔来调节它们的浮力，而软骨鱼则必须不断游泳以保持漂浮的状态。硬骨鱼能够适应大多数淡水和海洋环境，以及深海栖息地、洞穴、热泉和喷口等。它们身体的尺寸从微小的侏儒虾虎鱼（约 12 毫米）到巨大的马林鱼和剑鱼（超过 4.5 米），以及重量可以超过 900 千克的海洋太阳鱼。很快我们就将在进化的过程中看到，硬骨鱼的鳃部结构最终演化成了能呼吸空气的肺。

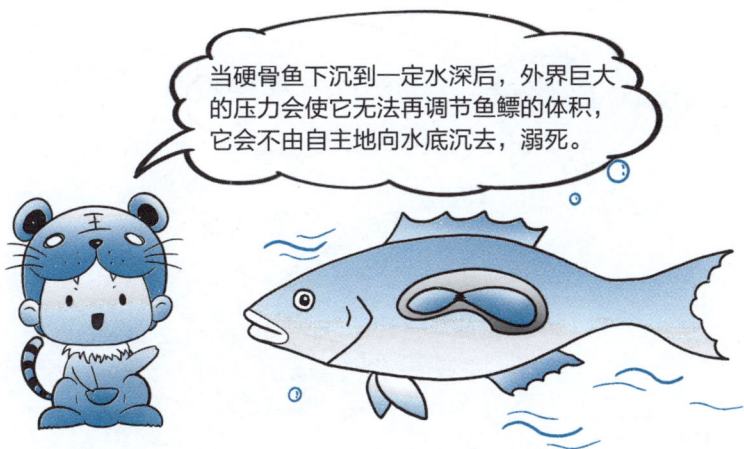

当硬骨鱼下沉到一定水深后，外界巨大的压力会使它无法再调节鱼鳔的体积，它会不由自主地向水底沉去，溺死。

两栖类的大脑有些迟钝

随着脊椎动物开始在海洋世界里逐渐占据霸主地位，它们同时开始尝试着登上陆地。**最早登上陆地的脊椎动物是两栖动物**，它们曾在超过 1 亿年的时间里非常兴盛。即使是现在，除了南极洲外，全世界的大部分地区都有两栖动物。

两栖动物的大脑却并不发达，它们的大脑在形态和功能上与鱼类更为相似。**两栖动物大脑的结构和功能包括几个明显的原始特征，如体积小，细胞迁移和区域分化相对较少**，这些特征在无尾动物中更明显。当然两栖动物的进化也很明显，它们有扩大的视觉和听觉区域。

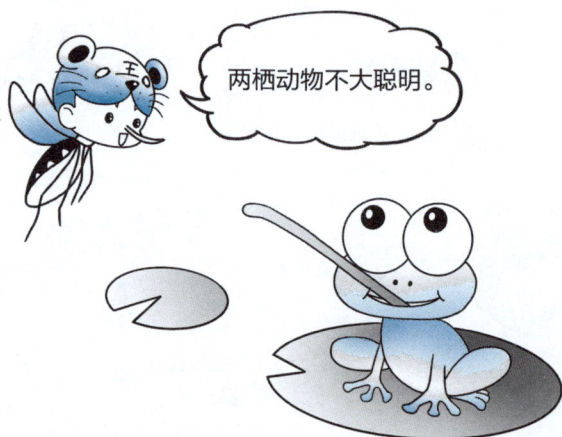

两栖动物不大聪明。

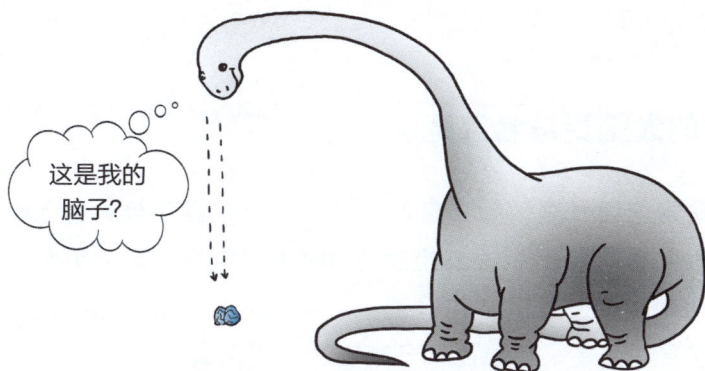

>>>>>>>>

恐龙的大脑大吗

在石炭纪末期，一类两栖动物进化成了爬行动物。**爬行动物中最著名的分支是恐龙**，它们得到了很多男孩子的喜爱。虽然鳄鱼和恐龙都是爬行动物，但鳄鱼和蜥蜴的腿是从身体两侧伸出来的，而恐龙的腿是从身体下面伸出来的，这是恐龙看起来更"直"一点儿的原因。

有人宣称恐龙只有一个"核桃般大小的大脑"，这听起来十分不礼貌，但与恐龙的身体相比，它们的大脑真的不大。例如**对一个生活在距今 7 000 万年前的葡萄园龙（巨型恐龙）的头骨化石进行分析显示，它的大脑不超过 8 厘米，但葡萄园龙的体长可是能达到 15 米的。**

鸟类的大脑更适合飞翔

脊椎动物继续发展，到了鸟类，智力就开始有了极大的飞跃。鸟类的大脑重量约是相同体重爬行动物的 10 倍，这个比例已经大到与哺乳动物大致相当的程度了。同样关键的是，鸟类大脑中的神经元更加密集，甚至比部分哺乳动物更密集。

因而，毋庸置疑地，你一定知道鸟类极其聪明，甚至可以像人类的孩子们一样观察和学习，并喜欢恶作剧。一些鸟类有较大的海马体，那同样是它们大脑中负责空间记忆的结构。在秋天，鸟类大脑中的这一部分会变得更大，以记住它们把食物藏在了哪里。一项记录显示，在掩埋了 30 000 个松树种子后，北美乌鸦能够成功回收其中 90% 的种子。你能吗？

乌鸦喜欢啄其他动物的尾巴！啊！

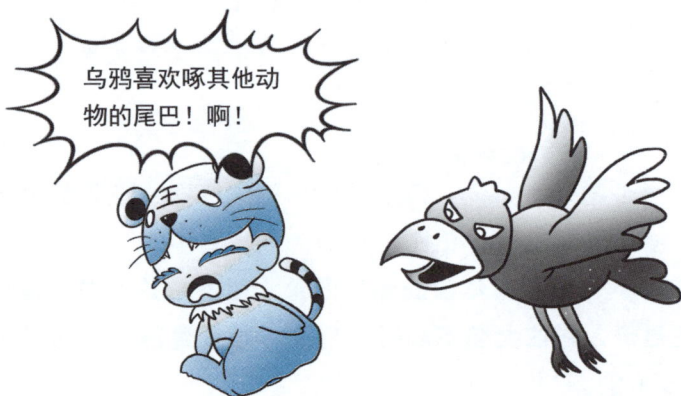

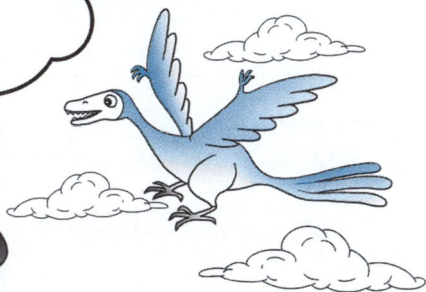

晓雪姐姐，始祖鸟是鸟类的祖先吗？

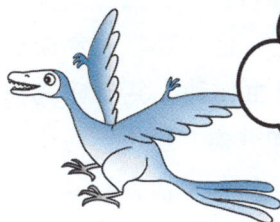

不是，现在的研究认为，鸟类是在侏罗纪晚期由小型的双足恐龙进化而来的。

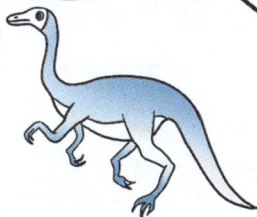

始祖鸟飞得好慢呃……

第四节
奇异的生物
——让我们单独说说昆虫

如果沿着进化的长河再向前，就是无脊椎动物了。 它们不如脊索动物聪明，但胜在种类繁多。无脊椎动物的种类数占所有动物种类数的 95%，它们枝繁叶茂、争奇斗艳、多姿多彩地分布于世界各地。

在无脊椎动物中，昆虫是一个种类特别繁多、形态瑰丽各异的种类，并且是科研工作者们情有独钟的研究对象。昆虫在地球上数量最多，地球上的大部分陆地有昆虫在生活。目前，**全球约有10 万亿只昆虫，分别类属于 100 万个昆虫物种，并且研究估计仍有 400 万个昆虫物种尚未被人类识别和分类。** 昆虫对每个生态系统都至关重要，它们为植物授粉，并帮助分解植物和动物的残骸。昆虫本身是其他动物的重要食物来源，仅鸟类每年就要吃掉4 亿 ~ 5 亿吨的昆虫。

昆虫的大脑远比水母和蜗牛复杂，已经开始有了令人惊叹的脑区分工。当然，昆虫的大脑最令人吃惊的并不是其复杂程度，而是在如此小巧的脑组织中，竟能容纳复杂的运动、学习和记忆的能力。

神经科学研究者最喜欢的昆虫

在研究中使用动物，是生产新药和疫苗的重要途径。小动物可以用于筛选候选的药物，而较大的动物，尤其是灵长类动物，可以提供更好的模拟人类疾病的模型。

果蝇是一个非常特别的存在。它们令人厌恶，常常能够沿着腐败的味道，钻过微小的缝隙寻找到食物的残骸。但科学研究却尤其喜欢它们，因为果蝇的生长周期短、成本低、易于维护，有着相对简单的遗传和解剖构成。**果蝇与人类虽然在外形上相差非常非常大，但果蝇与人类有许多遗传上的相似性，在致病基因上有大约 62% 的同源性。**还有，果蝇的大脑只有罂粟种子那么大，但却包含数十万个神经元。

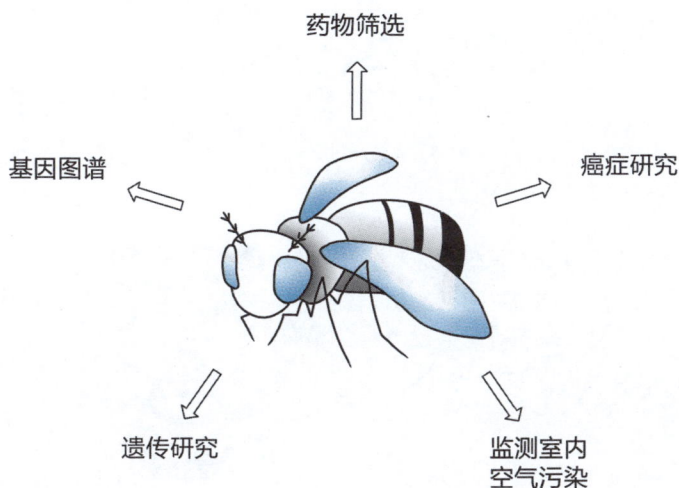

药物筛选
⇑

基因图谱 ⇖   ⇗ 癌症研究

⇙   ⇘

遗传研究   监测室内
空气污染

果蝇也有多巴胺系统

果蝇的大脑虽然那么小，小到对它进行任何操作都需要在显微镜下进行，但却包含了数十万个神经元。果蝇能完成复杂的行为任务，能够跳舞，还能够感受到很多快乐。

多巴胺是一种帮助人们感受快乐的重要神经递质。当我们吃下渴望的食物时，大脑会制造多巴胺，然后在神经元之间传递快乐的信息。**多巴胺还是人类能够完成独特的思考和计划的重要递质，它帮助我们集中精力，并发现事物的趣味性。多巴胺也是果蝇大脑中常见的神经递质。**果蝇的第一个多巴胺受体是在 20 世纪 90 年代中期被克隆的。

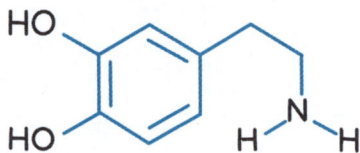

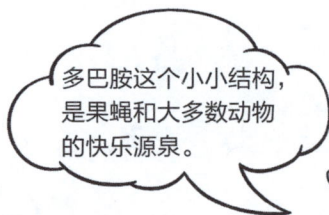

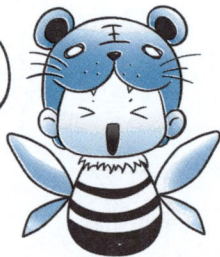

多巴胺这个小小结构，是果蝇和大多数动物的快乐源泉。

第一章　被时间遗忘：
进化中大脑与意识的过去

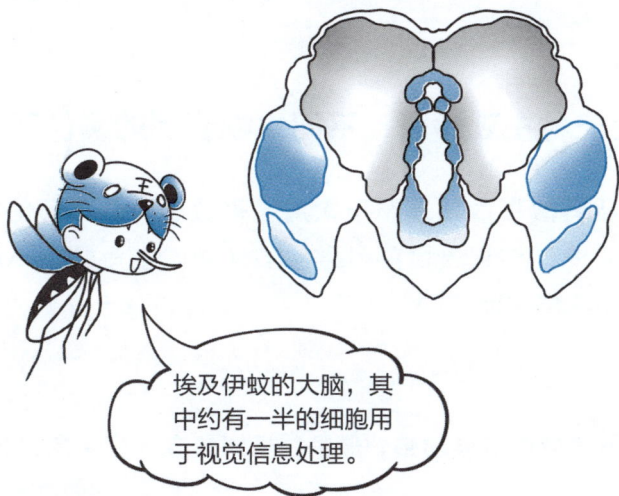

埃及伊蚊的大脑，其中约有一半的细胞用于视觉信息处理。

>>>>>>>>

蚊子也有几十万个脑细胞

无论是巨大的硬骨鱼，还是迷你的昆虫，都需要不断对环境进行感知和检测，以完成能够对抗熵增的行动。大脑的这套监测和行动系统是极其精巧的，而这种精巧在微小的生物中得到了更为完整的体现。例如，为了吸食血液，如果雌性蚊子的嗅觉系统检测到了特定的化学线索，它们会首先使用视觉系统扫描周围的特定形状，随后确定目标，并采取行动接近目标，飞……

在蚊子的大脑中，神经元的数量略多于果蝇。果蝇的大脑有略低于 20 万个神经元，其中大约 50% 的神经元分布在视叶，而**蚊子的大脑中有大约 22 万个神经元，其中也有大约 50% 是在视叶。**

颜色是一种主观感受：不同生物看到的颜色不同

地球上所有的生命都来源于大海，来源于一些共同的祖先。根据化石研究的结果，目前科学家们认为，生命是由一种有鞭毛的原生动物演化而来的。并且随着时间的推移，开始出现了节肢动物。

蜻蜓是很古老的节肢动物，最早的蜻蜓是在 3 亿年前进化而来的。在氧气充足的石炭纪，蜻蜓曾经是巨大的——它们的翼展可以达到 1 米。蜻蜓的眼睛覆盖了它们头部的大部分面积，这赋予了它们可以看到近 360 度实景的能力。蜻蜓能识别多达 30 种不同的颜色，而它们的复眼意味着它们看到的世界更像是一幅有无数小图片的马赛克图像。

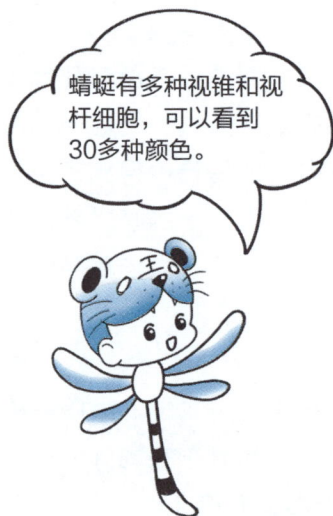

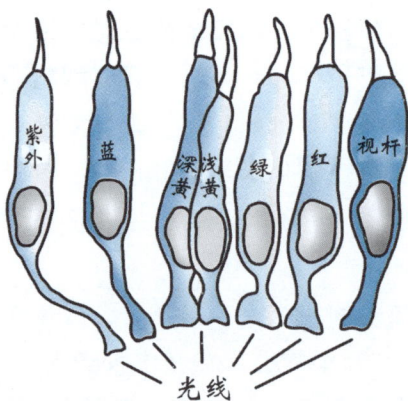

蜻蜓有多种视锥和视杆细胞，可以看到 30 多种颜色。

紫外　蓝　深黄　浅黄　绿　红　视杆

光线

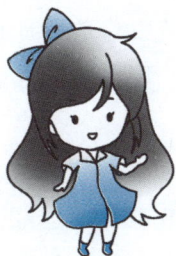

石炭纪的史前蜻蜓是地球上有史以来最大的昆虫。

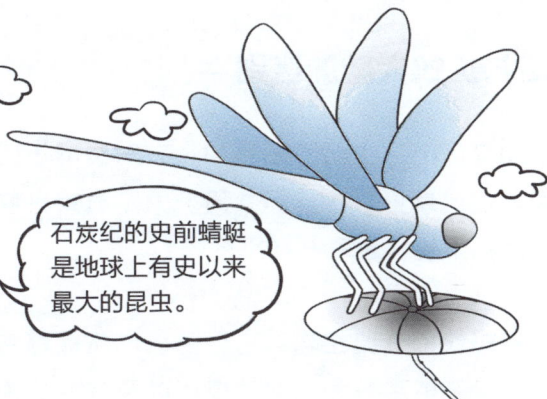

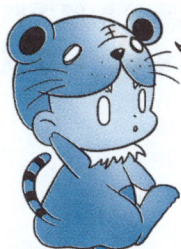

晓雪姐姐，史前蜻蜓有大脑吗？

有是肯定有，不过现在已经无法知道它们的脑结构了……

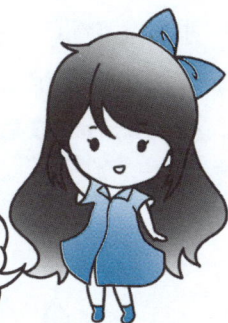

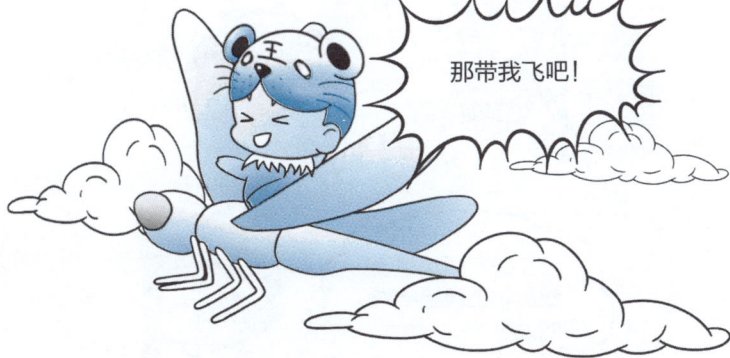

那带我飞吧！

蚁后与工蚁大脑的区别

节肢动物门的昆虫纲膜翅目中，有一类擅于团队合作的聪明的小动物，它们靠着与伙伴们共同努力，繁荣兴盛，足迹遍布全球，这就是和果蝇、蚊子一样小的蚂蚁。

所有的蚂蚁都有脑结构。它们的脑结构能够完成感觉、运动，还能完成复杂的学习和记忆功能，以及在蚁群中完成复杂的分工。在蚁群中，一只蚂蚁可能是管家，而另一只则是觅食者。如果蚁群的需求发生变化，蚂蚁们还能够迅速转换任务以满足群体的需要。**蚂蚁的脑结构随着它们的分工而转变。与未交配的同龄蚁后相比，在交配后，蚁后大脑的多个部位将停止生长，以提高产卵的效率。**

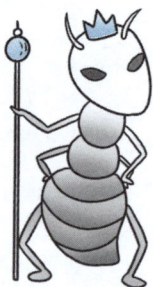

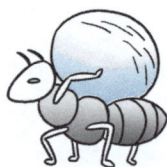

分工的不同决定了蚁后和工蚁脑结构的大小。

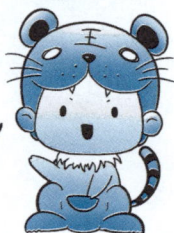

第一章 被时间遗忘：
进化中大脑与意识的过去

第五节

再向前一点
——古老的无脊椎动物

如果沿着进化的河流再向前，生物的种类就变得更加原始了，结构也变得相对简单，有一些生物的样子甚至有点儿丑陋。在逆流而上的路上，一些问题就逐渐涌现出来了，很多目前还无法回答。

生命、脑与意识，都包含了很多科学研究无法确切说清楚的问题。**生命与非生命的界限在哪里？大脑出现在进化中的哪个阶段？意识是在大脑出现之后才产生的吗？**

为了回答这些问题，我们已经沿着进化溯源，看过了古老的无脊椎动物、有趣的昆虫、占领了世界的脊索动物，以及我们自身所类属的伟大的哺乳动物。那么我们就沿着化石的足迹，继续走向过去吧……

蜗牛与神经节

无脊椎动物通常是指没有脊柱的动物。 相对于脊椎动物，无脊椎动物更加原始。软体动物是无脊椎动物中常见的一个类别，包括超过 50 000 个物种。蜗牛是陆地上最常见的软体动物。

蜗牛没有腿，它通过足部肌肉的收缩产生波浪形的运动，进而"滑行"。**蜗牛和其他大多数无脊椎动物一样没有脊髓，也没有大脑。但蜗牛有一组神经节，** 这是一些神经细胞的聚集群落，它们分散控制着蜗牛身体的各个部分，如触发动作、释放激素等。比较特别的是，**蜗牛是世界上牙齿最多的动物，** 这也加快了蜗牛的进食速度，稍微大型一点儿的蜗牛两天就可以吃掉一整颗生菜。

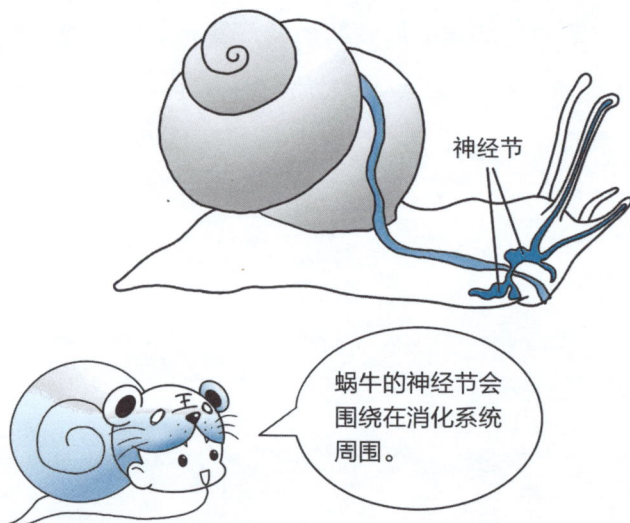

神经节

蜗牛的神经节会围绕在消化系统周围。

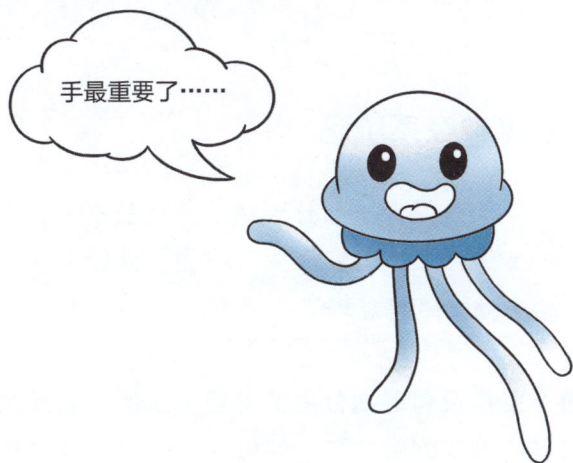

> 手最重要了……

>>>>>>>>

水母的神经元

在海洋中漂浮的十分常见的无脊椎动物就是水母了。这种果冻状的生物在洋流中飘舞，在寒冷或温暖的海水中都大量存在。尽管在一些语言里水母的名字带有"鱼"字，但水母实际上并不是鱼。

水母已经存在了至少 5 亿年，也可能是 7 亿年或更久，它们是最古老的多器官动物群。**水母在恐龙出现之前就生活在地球上了。**包括人类在内的大多数动物的基因组中都留有水母的基因片段。

那么水母有大脑吗？没有，它们仅有最基本的神经系统——在水母的触角底部有一套非常基本的神经，能够检测触觉、温度和盐度等。

单细胞生物有神经系统吗

在无脊椎动物中，有很大一部分动物的外观都不大好看，包括粘在鱼缸边上的变形虫，或者扁形虫、蛔虫、铁线虫等。但这种情况到了单细胞生物就略有好转了。

单细胞生物一定是没有单独分化的神经系统的，但是像阿米巴原虫和草履虫这样的单细胞生物也能够执行复杂的身体功能，如呼吸、排泄、消化和繁殖。单细胞生物还可以完成信息的采集与利用，它们甚至还能够形成"记忆"。**如果问单细胞生物是否有神经系统，仅从功能的角度来回答的话，那么答案是"有"。**

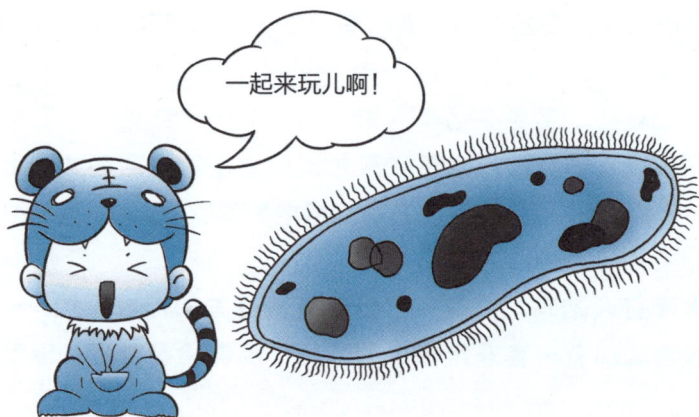

一起来玩儿啊！

第一章　被时间遗忘：
进化中大脑与意识的过去

第二章

飞跃壁垒：
意识所依托的脑结构

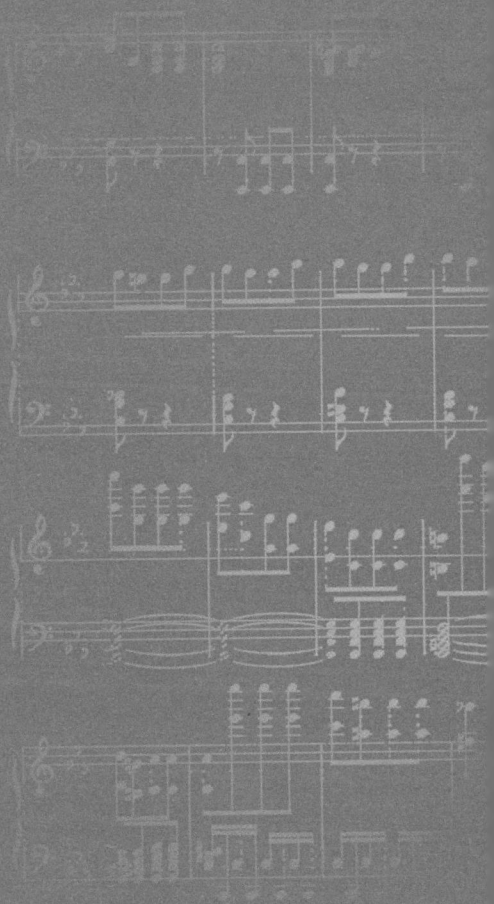

时间到了现代社会，科技有了很大的发展，但人们还是在问，什么是意识？如果把意识解释成"一种清醒的状态，一种对周围环境的认知"，这就是全部了吗？人们可能会说，意识至少还应该包括对自我的独特感知及记忆和个人认同。

意识，它的定义还处于模糊和争议之中，它的变化在科学领域也鲜有研究。这可能是因为意识体验是不断转移和变化的，在某一时刻，我们可能会专注于和朋友们的谈话，而在下一个时刻，心里就开始盘算着晚餐了……

经过了数千年的分析、定义、解释和辩论，意识仍然是"我们生活中最熟悉的事物，也是最神秘的、不可触摸的领域"。**在众说纷纭之中，我们试着"变小"，去看看意识的相关研究。**

要理解意识，大胆的想象和认真的推理是不够的，永不停歇的科学家们还可以依赖观测技术。从有记录的文明伊始，人类就在不断创造和改进技术。在大脑观测领域，技术也一直在进步，尤其到了最近一百年，技术的进步是极大的。

人脑并不重，在 20 岁时人类男性的大脑平均重量为 1 400 克，而女性比男性少 100 ～ 150 克；人脑也并不大，体积为 1 300 ～ 1 500 立方厘米。但在这中间，分布了约 860 亿个神经元。这意味着神经元是极小的，以运动神经元为例，它的胞体直径约为 100 微米（0.1 毫米）；神经元又可能是极长的，运动神经元的轴突长度可达到 1 米。

在神经科学界，有着为数不多的浪漫比喻，其一是：**大脑和星空有着相似性。大脑中约有 860 亿个神经元，而可观察到的宇宙至少由 1 000 亿个星系组成，且这些神经元 / 星系像一张网一样松散地分布在大脑 / 宇宙中。此外，星系和神经元的质量分别只占宇宙和大脑总质量的 30% 左右。**尽管在规模上相差了大约 27 个数量级，然而人脑和宇宙的网络组成显示出了类似的复杂度和自组织水平。这是偶然吗？

如果能在这样的小世界中航行，是怎样的体验？试着变小吧，用观测技术变小……

光学放大的极限

要观测，人们第一个想到的就是放大或缩小，无论如何，都要先去突破人眼的极限。在这样的需求背景之下，1590 年诞生了世界上第一台显微镜。这个由多个透镜组合而成的物件，第一次让人们看到了细胞、细菌，以及过去很多不敢想象的微小生物和它们的结构。

在显微镜的观测带来了大量的观测数据，显微镜的制造和改良正突飞猛进的时候，有人预言了显微镜的极限。于 19 世纪末提出的**"阿贝极限"认为，光学显微镜的极限分辨率应是可见光波长的一半。**由于可见光中蓝紫光的波长最短，为 0.4 微米，因此光学显微镜的极限分辨率是 0.2 微米。**如果需要观测的两点之间的距离小于 0.2 微米，光学显微镜将无法分辨。**

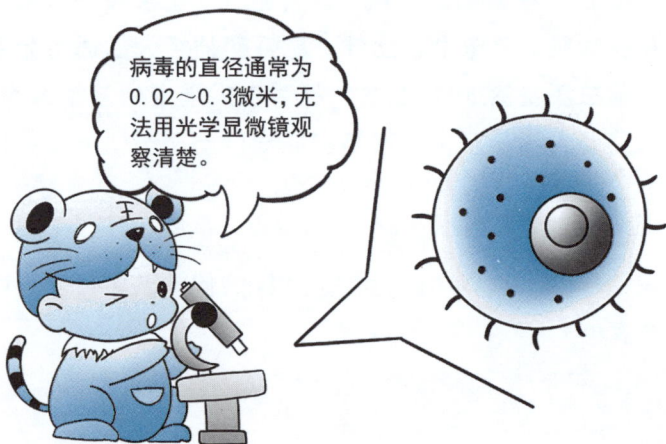

病毒的直径通常为 0.02～0.3微米，无法用光学显微镜观察清楚。

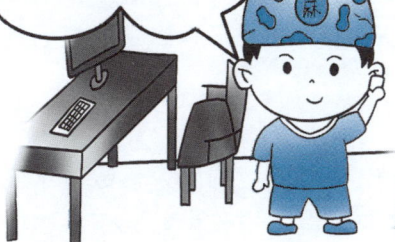

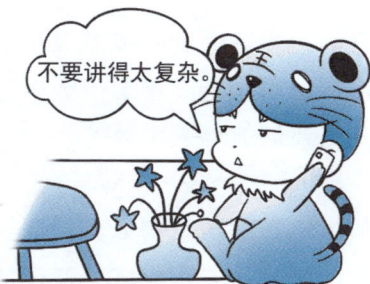

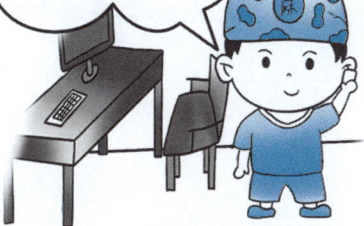

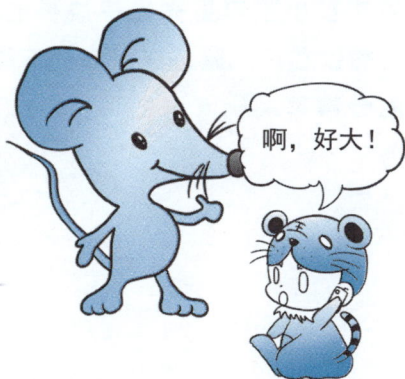

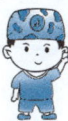

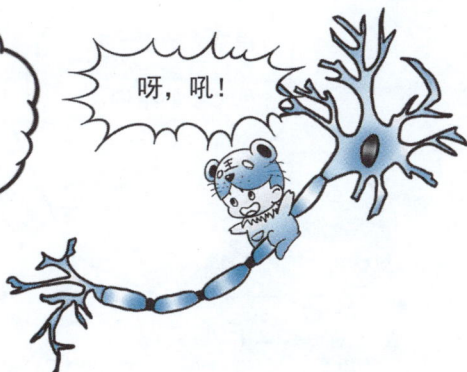

电子透镜

在阿贝极限面前，技术没有止步。为了观察极小的世界，在放大倍数为千级的光学显微镜的基础上，人们研制出了放大倍数可为几十万倍的电子显微镜。

放大倍数的显著提高，得益于电子显微镜的放大倍数可不受光波长的限制。电子显微镜使用加速的电子束作为照明源。**由于电子的波长小于可见光光子波长的 1/100 000，因而一台透射电子显微镜在环形暗场成像模式下能够达到 50 皮米（皮表示 10^{-12}）的分辨率。** 缺点也是明显的，透射电子显微镜的标本必须非常薄，才能清晰透射。此外，标本往往需要放在化学溶液中以保持结构。

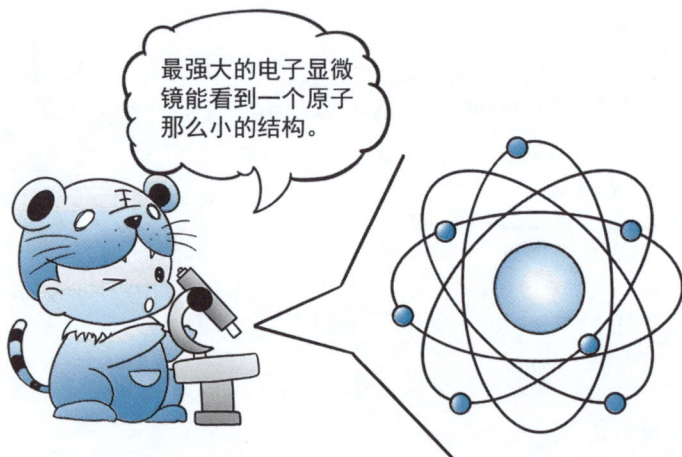

最强大的电子显微镜能看到一个原子那么小的结构。

52

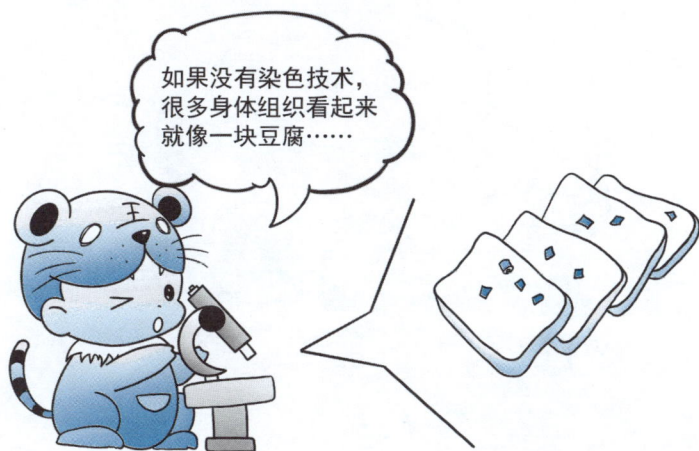

如果没有染色技术，很多身体组织看起来就像一块豆腐……

>>>>>>>>

观测与染色

有了放大的技术，并不意味着就可以清晰地观测大脑了。大脑是什么样的？像一块柔软的豆腐，还是像一个核桃？不太专业的描述是，大脑像一个大的、圆的核桃，它的颜色偏灰，有着果冻一样的质感。这很糟糕，即使把大脑放大数倍，我们也只能看到奇特的褶皱。

在一次偶然事件中，人们发现了染色技术，随后又发现，可以通过使用不同的染色剂，使脑组织的不同结构呈现出不同颜色。这个技术太好了！借助染色技术，人们能够清晰地区分生物组织（如肌纤维）、细胞群（包括不同的血细胞），或单个细胞内的细胞器。**染色技术大幅度地提高了组织分离与标定的精度和速度。**

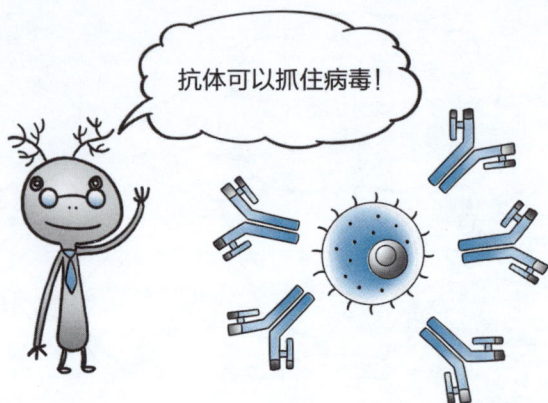

抗体可以抓住病毒!

> > > > > > > >

利用抗体来染色吧

染色技术也帮助人们了解了微小世界里的战争，尤其是那些发生在身体内部的、几乎永不停歇的、有着成万上亿参与者的战争。

人体时刻面临着来自微生物、细菌和病毒的各种攻击。抗原是这些攻击的一把秘密钥匙。它是一种分子，可能存在于各种入侵者身上，如细菌、病毒、寄生虫、真菌和移植器官上等，也可能存在于异常细胞上，如癌细胞。一旦免疫系统发现能够识别的抗原，就会激活免疫反应，产生相对应的抗体，用以击退体外或者体内的入侵者。

为了观察微小的攻击，人们利用抗体对样品进行染色，以检测样品中某些抗原的存在，或突出显示抗原。

有种技术能产生透明的效果

在很多文明的神话传说中，人们都幻想过隐形。据说神农有透明的腹部，这很利于他观测草药的效果。**在科学研究中，科学家们也常常这么想，寻找突破显微镜和染色技术局限性的方法。**显微镜下观察的样本几乎都需要进行切片，而且切得越薄越好，这会在很大程度上破坏样本的内部连接。例如在脑科学研究中，科学家们一直通过将大脑切成很小的部分来探索大脑的机制，但部分之和，并不总是等于总体。

近年来，**脑透明化技术试图克服这一壁障。**经过并不复杂的几步化学处理后，这类技术可以使标本的绝大多数组织变得透明。并且由于这项技术使用了胶，大多数精细的线路和分子结构仍能保持在原位。

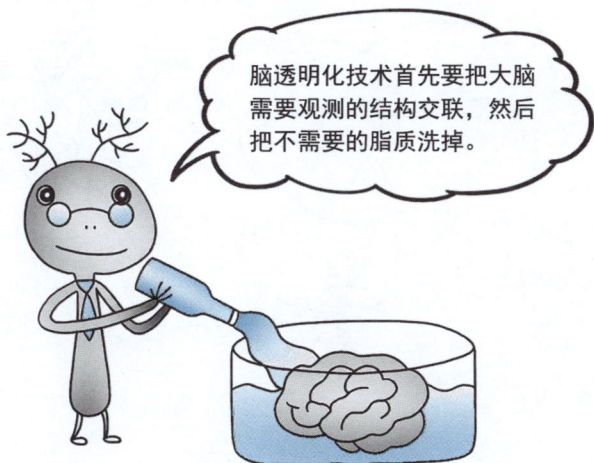

脑透明化技术首先要把大脑需要观测的结构交联，然后把不需要的脂质洗掉。

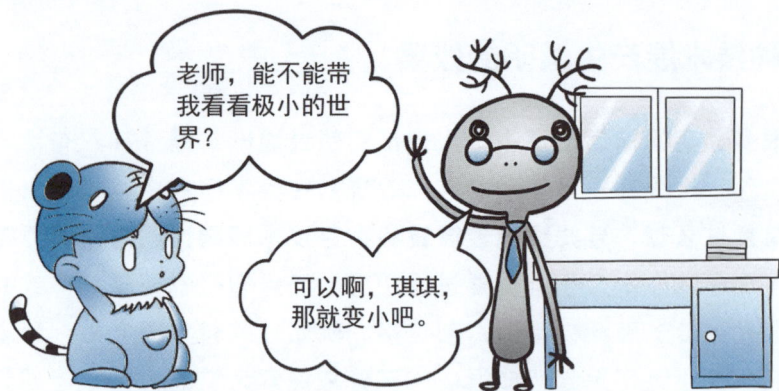

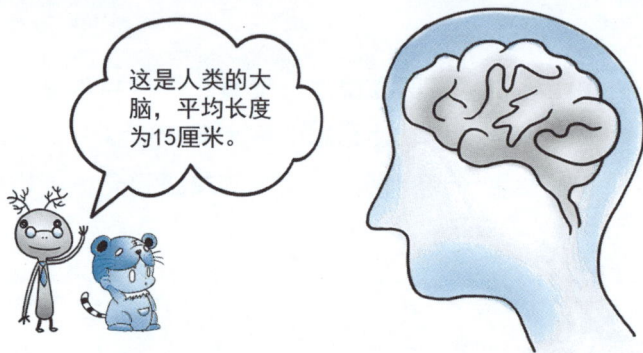

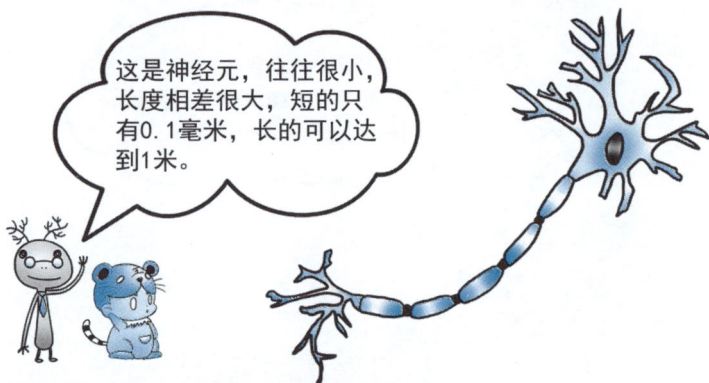

大脑的基本结构

有了观测和染色技术，人们开始能够剥开层层迷雾，了解大脑的构造和组成部分。大脑是个惊人的器官，它接收、解释和引导大量的身体感官信息及运动指令，是当之无愧的控制中心。人们对大脑复杂程度的理解，也许才刚刚开始。

人脑主要包括三个部分：大脑、小脑和脑干。其中大脑是人脑中最大的部分，分为左、右半球，中间由神经纤维连接。

大脑皮层占据了人类大脑中最大的表面积，它也被称为新皮质，是进化中最后形成的区域。据推测，大脑皮层的巨大扩张始于大约 200 万年前。

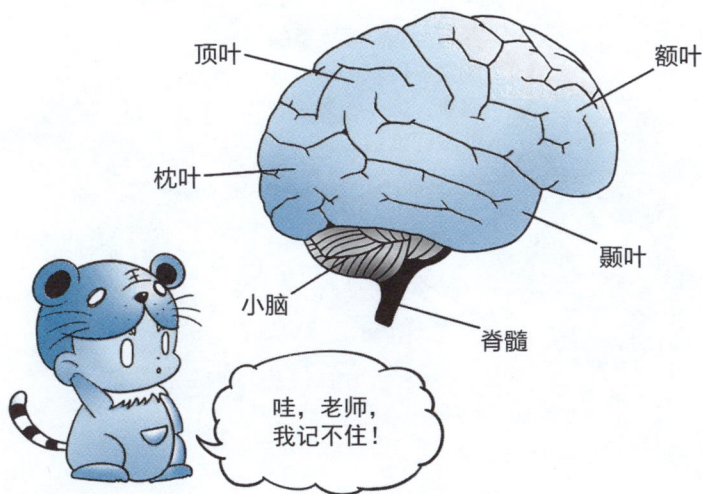

哇，老师，我记不住！

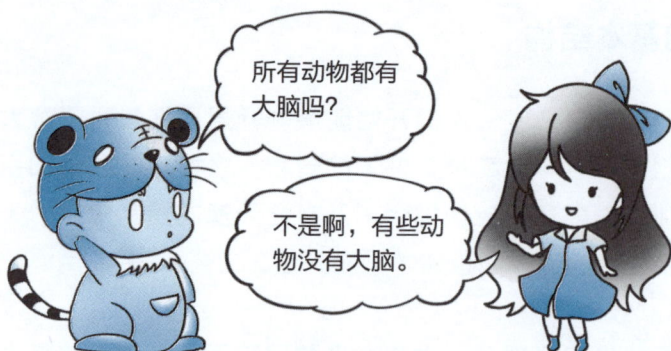

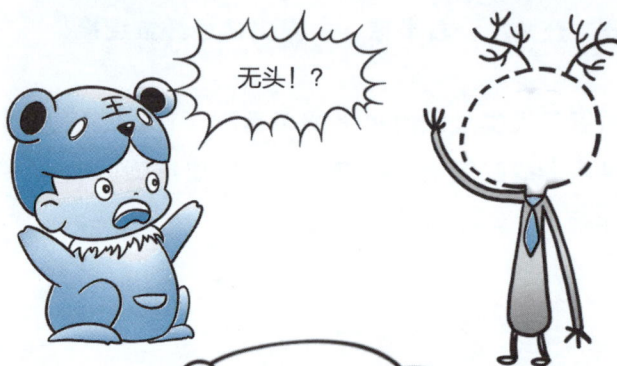

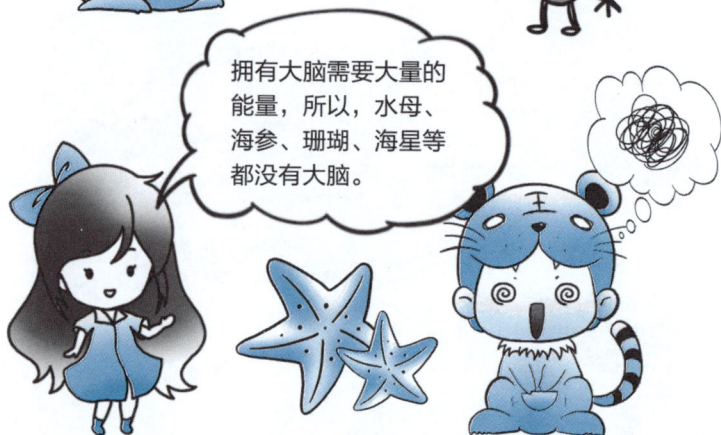

第二章 **飞跃壁垒:**
意识所依托的脑结构

小脑的主要成员

在大脑后面挂着的就是小脑。小脑是所有脊椎动物后脑的主要组成部分。小脑通常比大脑要小，但也有特例，一些动物（如墨鱼）的小脑和大脑一样大。这从侧面反映了小脑在运动控制方面的重要作用。

在神经科学家和计算机科学家眼中，小脑可能是最有诗意的脑结构。它有着颜值最高的神经元——浦肯野细胞，除此之外小脑内还有高尔基细胞、篮状细胞、星状细胞等。浦肯野细胞是小脑皮层中唯一的输出神经元。从微观上看，浦肯野细胞有大而平坦的、高度分叉的树突和一个长长的轴突。每个浦肯野细胞平均接收来自 200 000 个平行纤维的输入，这个计算量是惊人的。

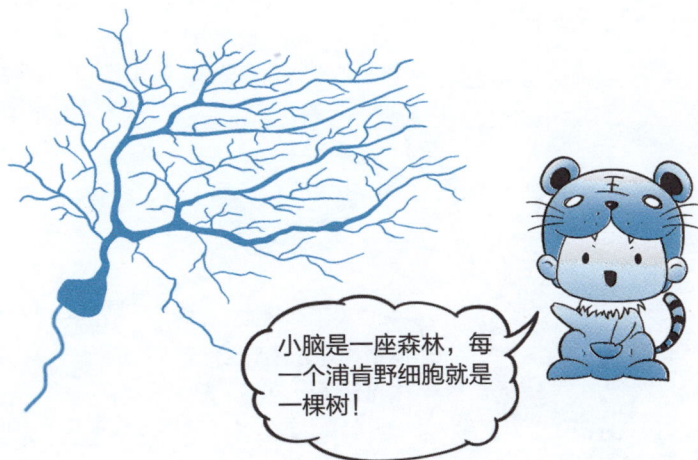

小脑是一座森林，每一个浦肯野细胞就是一棵树！

感觉神经元如何感受外界

如果再进一步变小，无论是在大脑中还是小脑中，我们将看到的最重要的成员就是感觉神经元和运动神经元。

大脑发出运动指令，首先需要得到感觉神经元对世界的感知信息。如果没有感觉神经元的输入，大脑就是"瞎子"和"聋子"——**视觉需要依赖视网膜上的感光细胞，听觉需要依赖耳蜗上毛细胞的微小的毛的摆动。**感觉神经元还负责感受身体内部的状态。

感觉神经元采集信息的过程大致为：通过分布在其外周突起末端的感受器接收各种刺激信号，随后将这些信息转换成电脉冲，并传递给上级神经元。

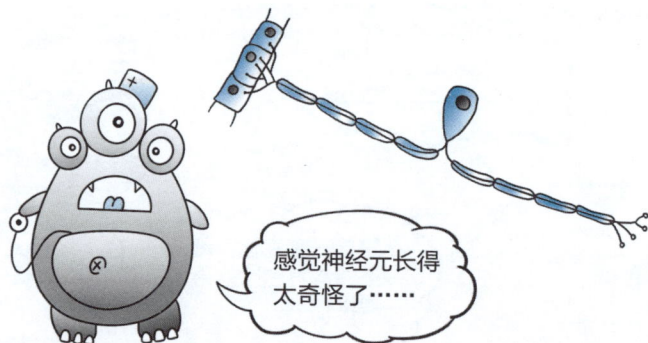

感觉神经元长得太奇怪了……

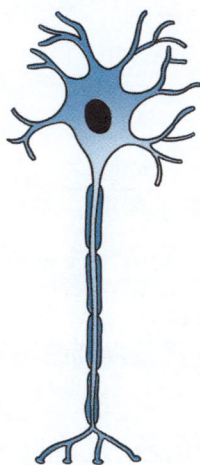

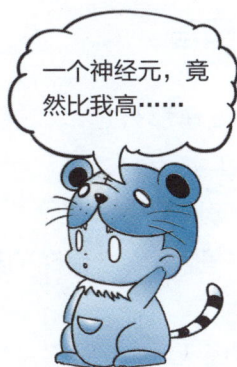

一个神经元，竟然比我高……

>>>>>>>>

人体中最长的神经元

神经元是大脑中最忙碌的成员。感觉神经元忙着收集信息，而运动神经元则忙着进行运动相关的计算。任何一个简单的动作，比如捡起一块石头，都需要几十甚至上百块肌肉的配合，这些计算主要由运动神经元来完成。

运动神经元的形态比较特别。动物的身体中遍布着数百到数百亿的神经细胞，一些神经细胞相对较小，直径可以只有 0.1 毫米，重量只有几十皮克（皮表示 10^{-12}）。而**最长的神经元就是运动神经元，它的胞体直径虽然只有约 100 微米，但它的轴突长度可达到约 1 米，即它的轴突长度可能是胞体宽度的 10 000 倍。这样，运动神经元就能把大脑所发出的运动指令，一路从头传递到脚趾。**

神经也有绝缘层

既然要把信息传递那么远，损耗就不得不考虑。所有的信息传递都有损耗，在工业用电以及民用电的远距离传输中，电能损耗是很令人头痛的问题。那么生命个体如果要传递信息，尤其是大量的信息，是怎么提高信息传递的速度并降低损耗的呢？

在进化中，神经元寻找到了相当不错的解决方案。神经元使用电脉冲进行信息传递，并且它们还考虑了绝缘问题——**它们搭建了髓鞘来进行电的绝缘。髓鞘是蛋白质和磷脂的混合物。通过在神经纤维周围包裹白色的绝缘鞘，神经元提高了电脉冲的传导速度，还防止了电脉冲从一个神经元轴突扩散到另一神经元上。**

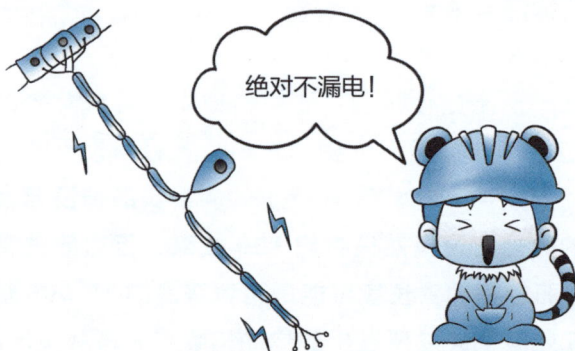

绝对不漏电！

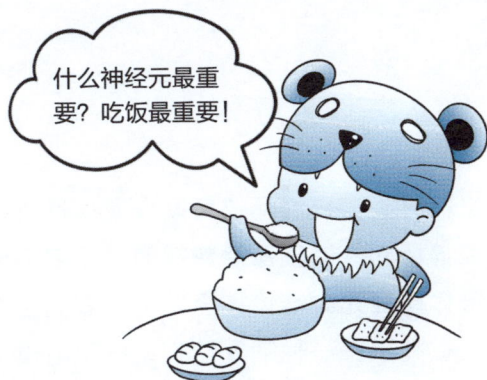

什么神经元最重
要？吃饭最重要！

> > > > > > > >

胶质细胞

神经元那么重要，它们是人类大脑中数量最多的细胞吗？我们来看一下神经元的数量。过去人们曾估计人脑中有 860 亿个神经元，但一些研究认为这一数值仍被低估。最新的大脑皮层相关研究认为，皮层中有 210 亿 ~ 260 亿个神经元，加上小脑中的 1 010 亿个神经元，人脑的神经元总数应该是超过 1 200 亿个。

不过另一个重要的数据是，这 1 200 亿个神经元需要约 10 倍的神经胶质细胞来支持它们的工作。**胶质细胞在大脑中起着分配营养物质、参与组织修复和吞噬废物的作用，它们还为神经元提供物理上的支撑作用。**

锥体神经元

除了按照功能进行分类，神经元还可以按照形态来进行分类。其中**最著名的一类神经元，以其像泪珠或圆形金字塔的胞体形状而命名，这就是锥体神经元。**锥体神经元凭借着其巨大的数量在大脑中凸显出来：在几乎每一种哺乳动物，以及鸟类、鱼类和爬行动物的大脑中，都存在锥体神经元。它们主要负责将突触输入转化为兴奋性动作电位，并输出。

大脑皮层中有两个主要的神经元家族，兴奋性神经元家族和抑制性神经元家族。**在兴奋性神经元家族中，锥体神经元是数量最多的，约占哺乳动物大脑皮层所有神经元数量的三分之二，这使它们成为许多重要认知过程计算的主力军。**

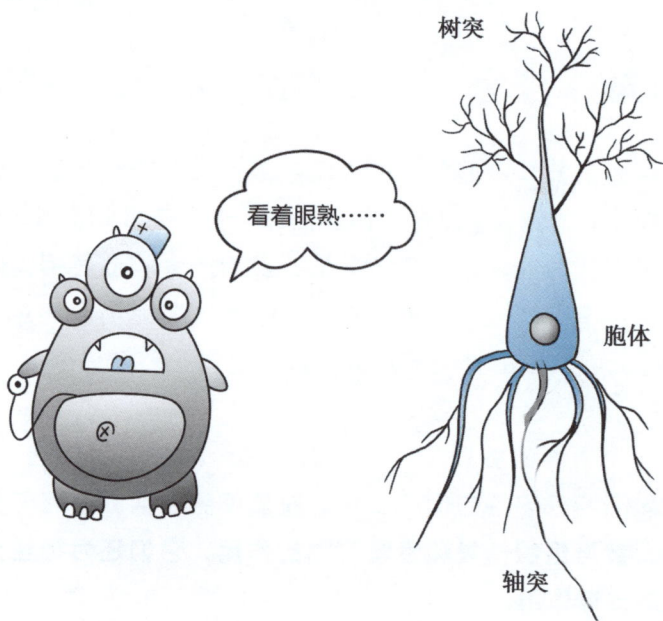

看着眼熟……

树突

胞体

轴突

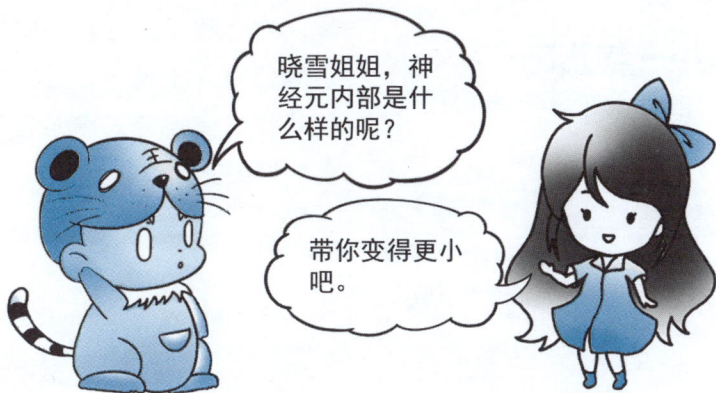

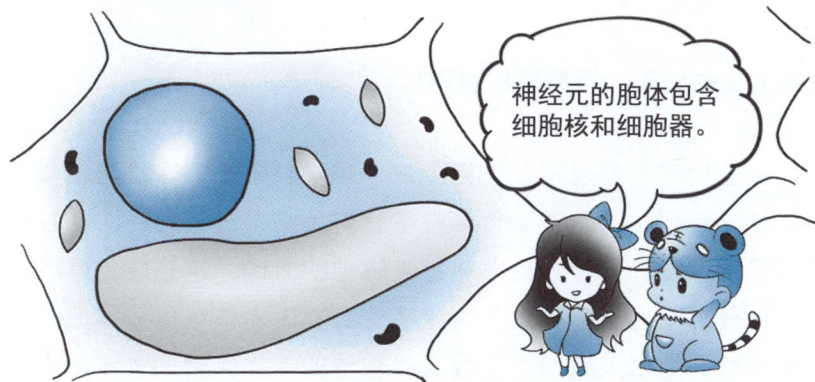

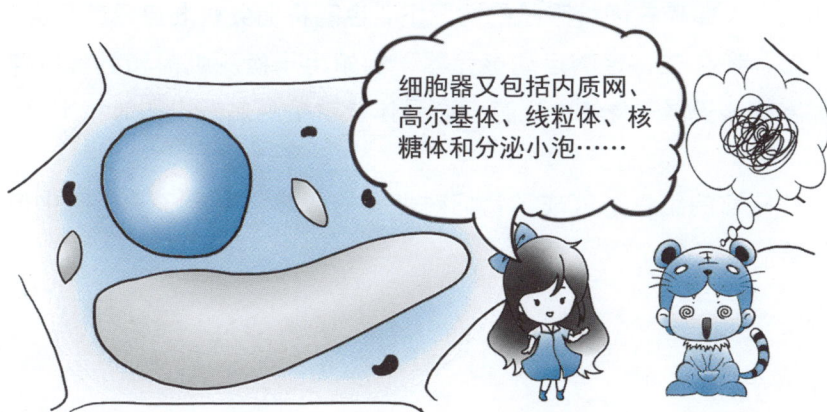

第二节
再小一点儿吧
——去看传感器与蛋白质

万千风味，芬芳美食。视、听、嗅、味、触，这五种感觉给予了我们对大千世界、厅堂烟火的种种感受。诗人陆游曾对美食有过如此描述。

初游唐安饭薏米，炊成不减雕胡美。

大如芡实白如玉，滑欲流匙香满屋。

人类有五种基本的感官，包括视觉、听觉、嗅觉、味觉和触觉。与每种感官相关的感觉器官都在不断向大脑发送信息，即使在睡觉的时候也没有停止。当然，在人睡觉的时候，这些感觉信息的传导在很大程度上被抑制了。除了这五种基本感官外，人们还有其他感官，例如大脑如何定位身体位置的本体感觉。本体感觉帮助一个人即使在闭着眼睛的情况下，也能将指尖对准自己的鼻尖。此外，还存在特定的运动感受器，例如用于检测肌肉和肌腱拉伸程度的感受器，身体中还有一些受体能够检测血液中的氧气水平。

各种感官的组合，就成了我们对世界的感知，生出了千变万化但又独一无二的个体体验。

光信号的识别

所有感官的运作都涉及感觉器官对刺激的接收，眼睛对光敏感，耳朵对声音敏感，嗅觉器官对气味敏感，味蕾对味道敏感。皮肤和其他组织的各种感觉器官对触摸、疼痛、温度和其他感觉敏感。对光信号的感知和利用，是生物在进化史上的一次飞跃。

人类眼睛的复杂程度是可以媲美最先进的透射电子显微镜的。人眼配备了很多光学元件，包括角膜、虹膜、瞳孔、能够变焦的晶状体和视网膜。当一个物体出现在视野中时，它首先通过角膜和晶状体投射到视网膜上。视网膜上有数百万个感光细胞，它们检测图像并将其转化为神经元之间可以进行交流的电信号，向上传播。

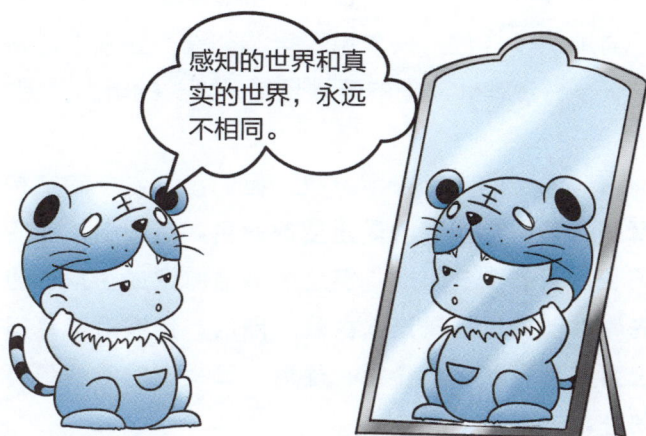

感知的世界和真实的世界，永远不相同。

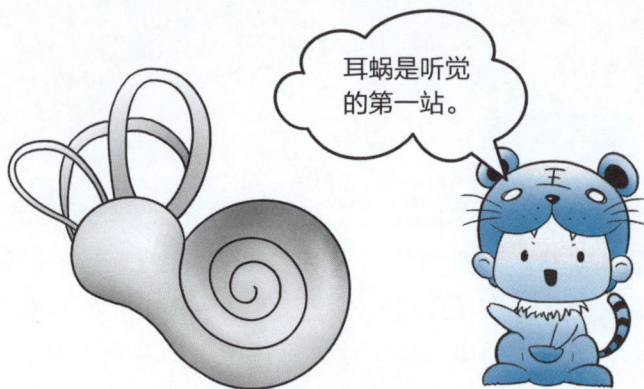

耳蜗是听觉的第一站。

>>>>>>>>

声音信号的解码

声波与光不同，它们可以穿过任何类型的物质，包括固体、液体和气体。当声波撞击材料时，它们会引起振动。哺乳动物的听觉表现出了显著的多样性：大象用次声波交流，蝙蝠通过超声波的回声来导航，许多哺乳动物的听觉超越了人类的听力范围。

相比较而言，人类的听觉并不灵敏，但仍涉及复杂的结构。**人类内耳的耳蜗在听觉中扮演着最重要的角色。它很小，在完全展开的情况下长度只有 3.5 厘米，但这个小结构完成了声音的最初转化：首先，震动通过镫骨进入内耳；随后，声波沿着耳蜗基底膜上成千上万的芦苇状纤维传播；最后，耳蜗上的毛细胞将振动转化为电信号。**

对气味的追寻

人类对气味的偏爱很早就开始了。在历史上，香料的贸易和对新口味的追寻影响了现代社会的经济格局，甚至成为一些战争和掠夺的原因。**虽然人类的嗅觉与许多动物相比都很差，但仍能达到检测 5 000 ~ 10 000 种不同气味的精确程度。**

气味就像由不同音符组成的和弦，是组合的感知。当我们呼吸时，气味分子是被拉入到鼻子里的，随后它们会陷入包含有数百万个神经细胞的黏膜组织中。这些神经细胞将特异性地与气味分子结合，并向大脑发送信号，大脑则将这些气味分子识别为某一种气味或几种气味的组合。**嗅觉有许多功能，包括检测危险的信号、协助味觉的感知等。**

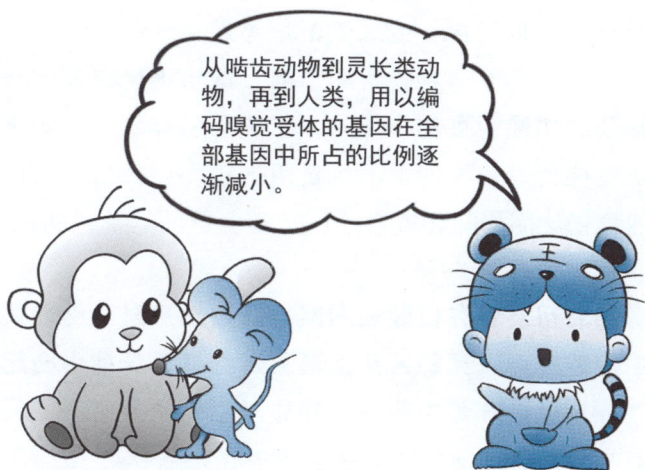

从啮齿动物到灵长类动物，再到人类，用以编码嗅觉受体的基因在全部基因中所占的比例逐渐减小。

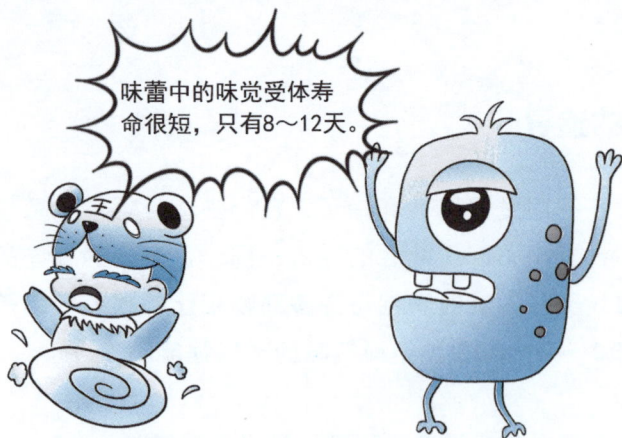

味蕾中的味觉受体寿命很短，只有8～12天。

>>>>>>>>

味道与味蕾

苦涩的药丸、发霉的食物或甜美的冰激凌——对味道的感知是生活的体验，并常常伴随着强烈的情绪，这与进化有关。味觉是一种能够帮助动物检验食物的能力，这关乎生存。对动物来说，苦味或酸味往往代表有毒的、不可食用的植物，或富含蛋白质但已经腐烂的食物。而甜味和咸味往往是富含营养的食物的标志。

味觉的感知最初发生在口腔和咽喉，味道是接触某种物质时口腔和咽喉中的感觉。人类的舌头上覆盖着数以千计的小凸起，即味蕾。当外来物质与味蕾中的味觉受体发生化学反应后，将引发神经元的电冲动，这些信息随后会被传递到大脑中。

疼痛与负向反馈

鉴别那些苦涩的味道、发霉的味道，或者甜美的味道，味觉和嗅觉是有着生存和进化意义的，那么还有什么感觉对生存至关重要呢？疼痛，没有什么比剧烈的疼痛更能吸引人的注意力了。但疼痛有意义吗？

当有毒刺激从外部或内部冲击身体时，有关这些刺激对身体组织的破坏信息将通过神经通路被传导，并通过周围神经系统传递到中枢神经系统。疼痛令人痛苦，但它告诉身体损伤正在发生，要赶快采取行动避免进一步的组织损伤。**疼痛实际上充当了负向的反馈信息，帮助有机体学习这个世界的行为规则，以优化未来的行为。**

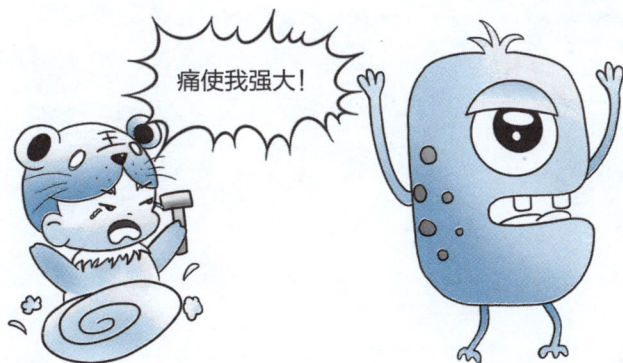

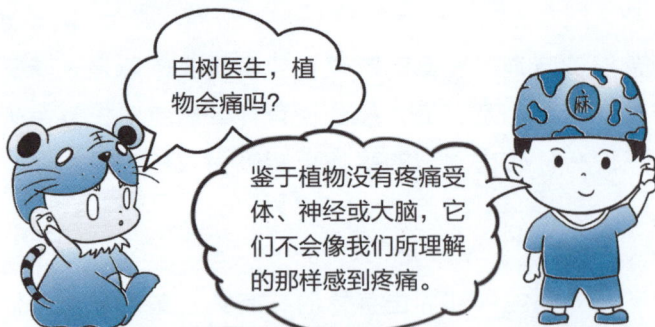

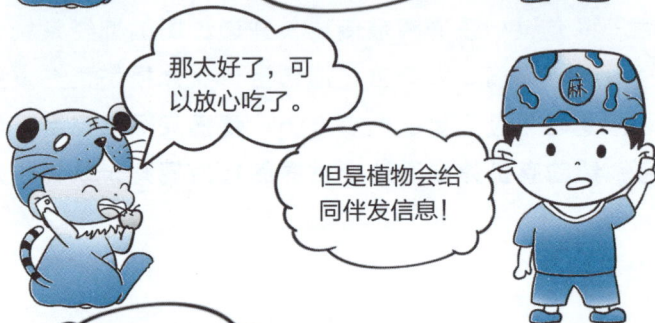

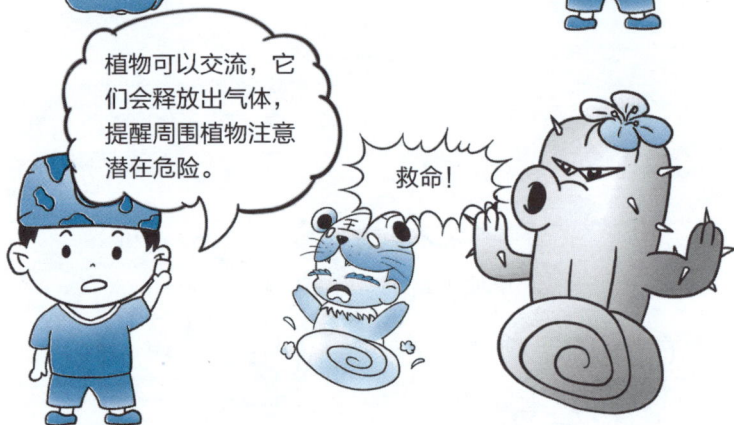

大脑口渴了

喝水是人类最基本的生存保障。生命诞生于海洋，水对所有的生命体都至关重要。水约占人体比重的 70%，它在人体内部负责一系列功能，包括维持体温，运输维生素、矿物质、激素和其他物质，以及润滑关节、眼睛和肠道等。

口渴也是由大脑感知的。人类大脑的主要"口渴中心"是下丘脑，它同时也调节体温、睡眠和食欲。 下丘脑的传感器不断监测血液中钠及其他物质的浓度。当接收到口干以及身体脱水的信号后，下丘脑将信号经由丘脑投射到大脑皮层，告知大脑身体对水的需求，引发口渴的感觉，并启动了身体对水的有意识的渴望。下丘脑还会采取一些下意识的步骤来纠正脱水现象。

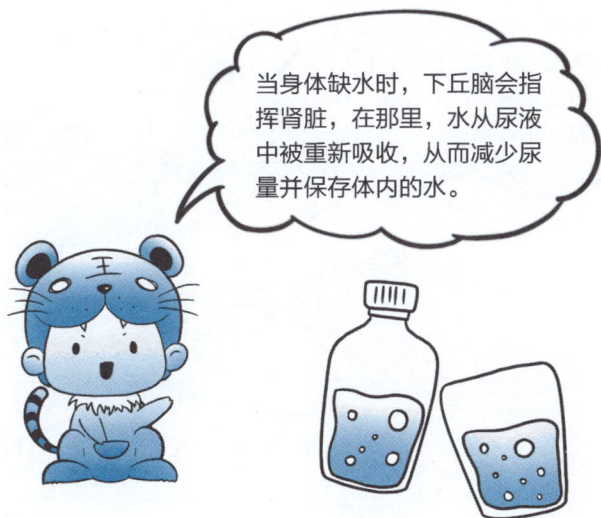

当身体缺水时，下丘脑会指挥肾脏，在那里，水从尿液中被重新吸收，从而减少尿量并保存体内的水。

感觉饿啊

饥饿无处不在，美食也无处不在。人们尝试着研究饥饿，历史上曾推出许多饥饿理论。例如有这么一个有点儿糟糕的气球实验，科学家 C·W·Washburne 曾吞下一个气球，当气球充气时，他表示感觉不到饥饿了。但这个实验结果随后就遭到了猛烈的驳斥，例证是胃被切除的人们仍能感觉到饥饿。其他的一些饥饿理论如葡萄糖理论、胰岛素理论、脂肪酸理论等。

目前科学界的主流观点认为，**饥饿和口渴一样，也主要是由下丘脑控制的。此外，血糖水平、胃和肠子的容量、体内的某些激素水平，都会影响身体的饥饿感。**

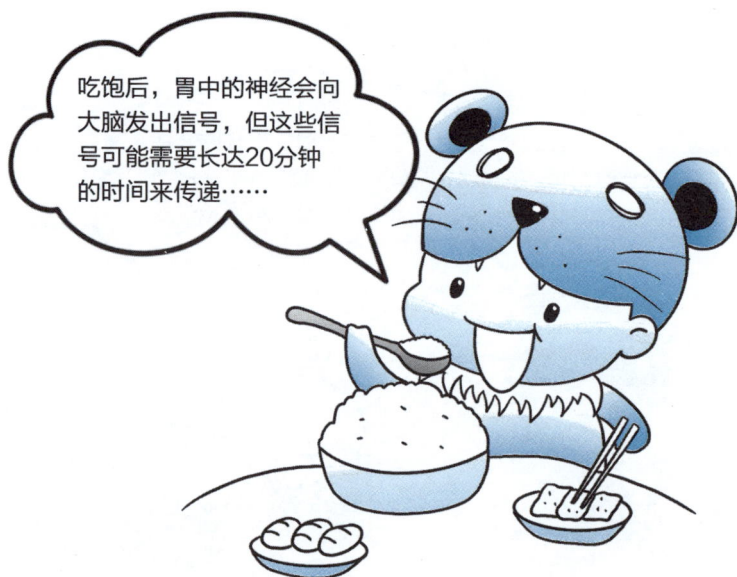

吃饱后，胃中的神经会向大脑发出信号，但这些信号可能需要长达20分钟的时间来传递……

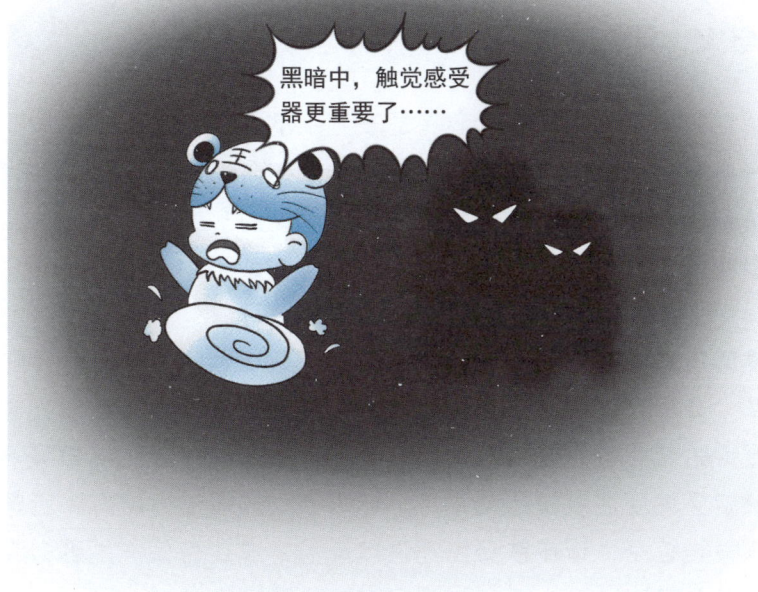

> > > > > > > >

压力从皮肤感受而来

雨夜，飓风在咆哮，它把雨狠狠地拍到了你的窗户上。突然间，电闪雷鸣，房间里的灯熄灭了。在黑暗中，伴随着闪电，你摸索着拉开柜子，你能感觉到手电筒就在你手指的前面⋯⋯

触摸是一种皮肤感觉，由人的皮肤和物体之间主动或被动接触而产生，能让我们的身体感觉到触摸的感受器位于皮肤的最外层——真皮层和表皮层中。 触觉主要是感知施加在皮肤上的压力。皮肤能感觉到的另一个刺激是振动，这是压力快速和有规律的变化。皮肤还包含其他类型的受体，以感受疼痛和温度等。

冰与火，温度的欢歌

热力学第二定律指出，世界有趋于混乱的趋势。那么生命体要做到自身的熵减，就需要不断监测身体的内部状态。对于人类而言，维持身体温度的平衡能保护个体不受可能对身体造成损害的强烈高温或低温的影响，而这就涉及人体对温度的感知。

人体的热感受器位于皮肤的真皮层中，最敏感的热感受器存在于肘部、鼻子和指尖。在热传导速度方面，指尖是最敏感的。对体内温度的感知也是在大脑中，更确切地说是在下丘脑。如果下丘脑感觉到内部温度过热或过冷，它将自动向皮肤、腺体、肌肉和器官发送信号，让皮肤分泌汗液以降温，或让身体产生肌肉收缩反射以升温。

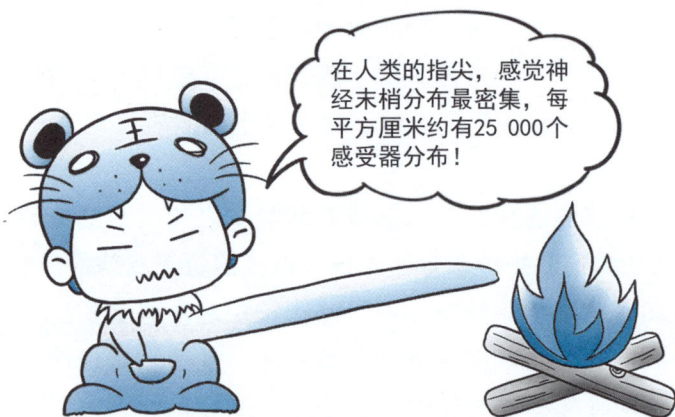

在人类的指尖，感觉神经末梢分布最密集，每平方厘米约有25 000个感受器分布！

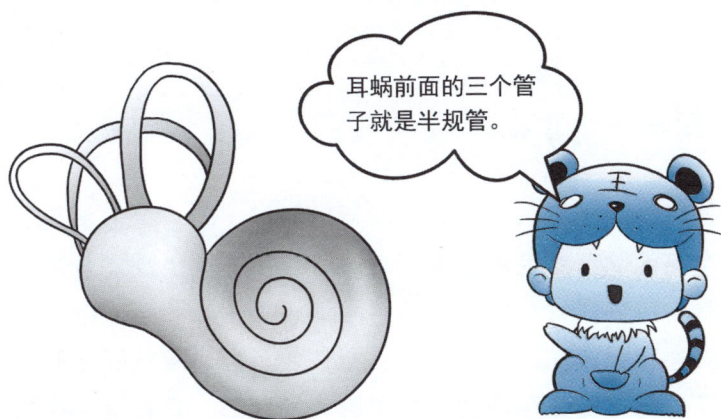

耳蜗前面的三个管子就是半规管。

>>>>>>>>

耳蜗上的陀螺仪

陀螺仪是一种用于测量或保持方向和角速度的装置。陀螺仪在导航系统中很重要，一架典型的飞机从罗盘到自动驾驶仪约使用十几个陀螺仪，和平号空间站使用了 11 个陀螺仪。自第二次世界大战以来，陀螺仪一直被用于巡航导弹的自动转向和纠正俯仰偏差。

陀螺仪对生命体同样重要，我们的内耳就是一个内部陀螺仪。内耳用两套网络来帮助维持平衡，包括半规管（这是三个充满液体的圆环，负责感知头部和身体的角运动）和耳石（这些微小的骨质碎片帮助大脑感知头部和身体的线性运动）。

延髓与基本的平衡

在大脑对五光十色的世界进行感知的时候，有一个信息传递的关键节点是大脑与躯体的连接。这部分连接如果出现了故障，颈部以下的躯体将遭受巨大的痛苦，可能丧失感知和运动的能力。脑干负责大脑和脊髓的连接，它主要包含延髓、脑桥和中脑。**大脑的许多最基本的生存功能都是由脑干控制的，它在进化中也是较早出现的结构。**

延髓是一团呈圆柱形的神经组织，它的心血管中心负责监测血压和氧气水平，调节心率以向身体提供适量的氧气。延髓还节律性地控制呼吸的速度。此外，呕吐、打喷嚏、咳嗽和吞咽反射也是由这个区域协调的。

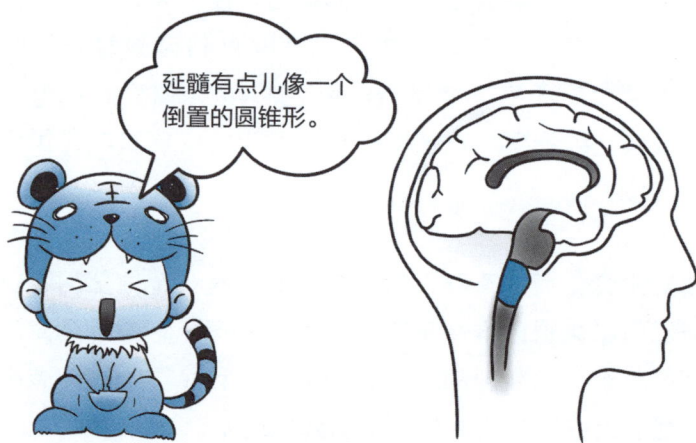

延髓有点儿像一个倒置的圆锥形。

第二章 **飞跃壁垒：**
意识所依托的脑结构

第三节
意识与世界的互动
——运动与记忆

人类能改变世界吗？对这个问题的回答，如果直接给出"能"或者"不能"的答案，似乎都过于武断。抬头看看窗外，人类已经在改变世界了。过去人们想要在天空翱翔，在海底漫游，在月球上留下脚印，现在人们琢磨着能不能去火星。

这主要受益于人类大脑的发展，其次才是肌肉的壮硕。**人体中最复杂、最宏伟的器官是大脑**，没有之一。大脑帮助人们认识自己和环境，处理源源不断的感官数据，感受生活中的悲喜离合。它还控制着的肌肉的运动、腺体的分泌，以及呼吸的节律和身体内部的温度，以保持身体的内稳态。人们每一个创造性的想法都是由大脑发出的，那里是创造力和想象力的源泉。

再进一步溯源的话，这一切主要是由大脑中的神经元来完成的，在胶质细胞的协助下，神经元们组成了浩瀚如银河的宏大网络，不断收集、计算、指导，并记录着生活中的种种记忆。人们是通过行动去改变世界的，而世界给予人们的反馈又不断优化人们的行为。

没有大脑能够运动吗

有一个听起来有点儿愚蠢的问题，没有大脑动物还能运动吗？我们在前面曾说过大脑是一个极其耗能的器官，维持大脑的运作需要大量的能量支持，那么既然过于"昂贵"，有些生物干脆就不要大脑了。在没有大脑参与的情况下，一些生物在进化中也存留了下来，并且活得不错，比如水母。

作为一种美丽的海洋生物，水母在没有大脑、心脏和血液的情况下，已经在地球上生存了超过 5 亿年。其他没有大脑的动物包括海星、海参、海百合、海胆、海葵、海鞘、海绵、珊瑚虫和僧帽水母等。不过水母也并不简单，它们依靠体内呈放射状分布的神经系统作为感觉器官，能够感知触碰、温度、盐度等，并会对这些刺激作出反射。

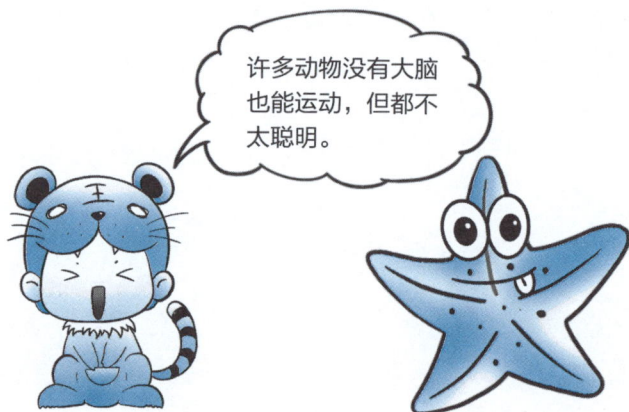

> 许多动物没有大脑也能运动，但都不太聪明。

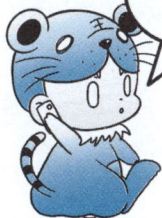
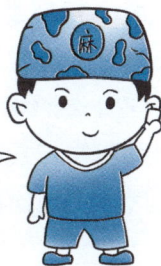

为什么要把僧帽水母和水母分开说？

僧帽水母就不是水母。

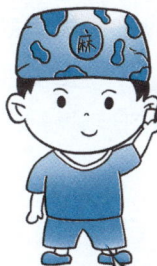
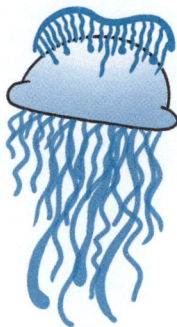

僧帽水母有时被称为蓝色瓶子，看起来像水母，实际属于水螅虫纲。

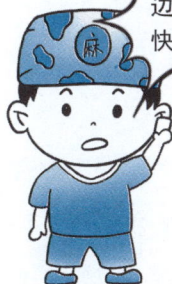
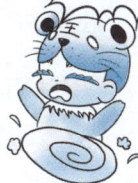
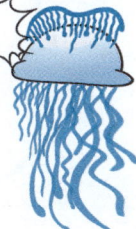

有毒，如果你在海边看到这个东西，快跑！

痛！

运动的编码

有了大脑，指挥肌肉的收缩也是不容易的。考虑到人体有超过650块的骨骼肌（这一数据还存在争议，有说是640块），那么调动这些肌肉的配合和协调是一项艰巨的工作。**在大脑中参与计划、控制和执行自主运动的区域是运动皮层，它进一步包括初级运动皮层、前运动皮层和辅助运动区。**

如果对大脑中的运动皮层进行直接的电刺激，将会引发特定身体部位的运动，这是运动皮层参与运动控制的直接证据。在三个运动区域中，引发运动所需要的电刺激量最小的是初级运动皮层。而前运动皮层和辅助运动区是较高级的区域，它们更多地负责对运动输出的复杂模式进行编码，以及选择适当的运动计划。

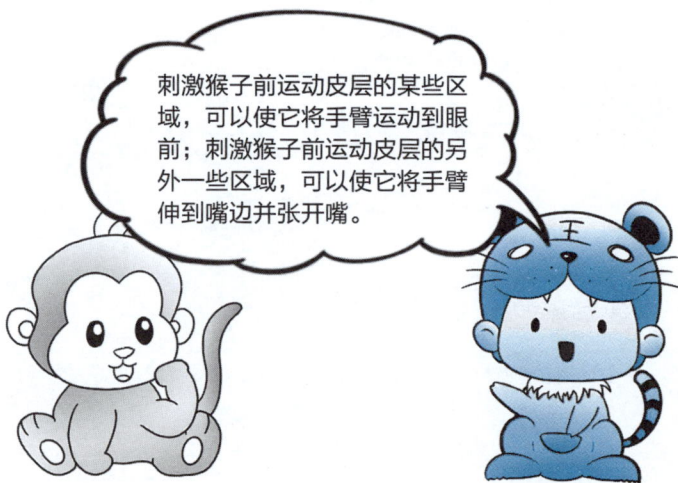

刺激猴子前运动皮层的某些区域，可以使它将手臂运动到眼前；刺激猴子前运动皮层的另外一些区域，可以使它将手臂伸到嘴边并张开嘴。

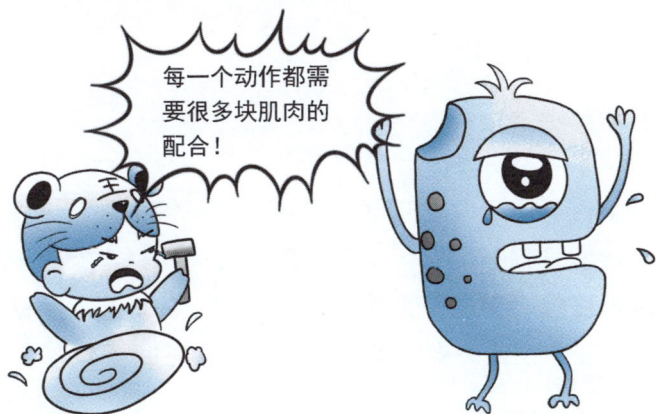

每一个动作都需要很多块肌肉的配合！

>>>>>>>>

肌肉需要收缩

当大脑中的运动皮层完成复杂的计算后，浩浩荡荡的运动指令会沿着脊髓到达身体的各个部位，这时运动才真正开始。**任何一种运动，哪怕是简单地抬起手臂，都需要大量的肌肉收缩和配合，这都是由大脑控制的。**

由于所需要控制的肌肉数量过于庞大，对每一块肌肉的控制又需要极度精密，所以运动皮层还需要大脑的基底核和脑干中的灰质帮助才能下意识地控制这些运动，并防止无关运动的产生。小脑帮助大脑在复杂的运动中对各个运动步骤进行计时和协调。正是因为要完成这样大量的数据运算，浦肯野细胞才生长出了庞大的树突。

小脑也要发挥作用

我们说小脑很有诗意，尤其是黑暗中在显微镜下观察，将会看到美丽的树状浦肯野细胞。但如果直接从外表看，**小脑是一个皱巴巴的半球形区域，坐落于大脑的下方、脑干的后方。**小脑通常比大脑小，但在一些动物中（例如墨鱼）小脑可能更大。

在小脑皮层的深处是一个树形的白质层，被称为"小脑活树"，意思是生命之树。这种树状结构将小脑皮层的处理区域与大脑和身体的其他部分连接起来。此外，在大脑皮层中代表身体不同部位的功能分区与人体的外观基本一致，而在小脑中它们的位置更加随机。

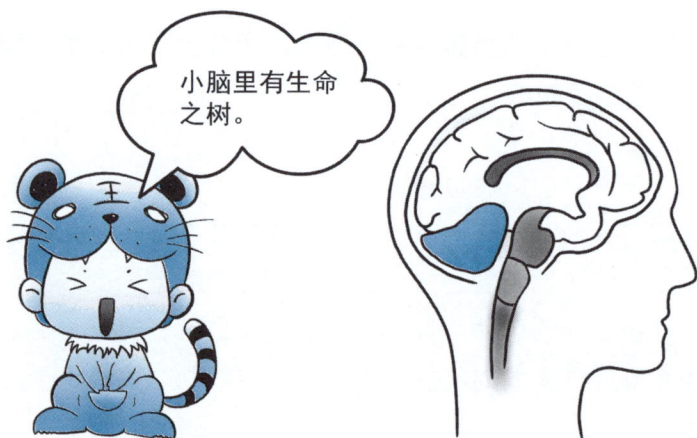

小脑里有生命之树。

第二章 **飞跃壁垒：**
意识所依托的脑结构

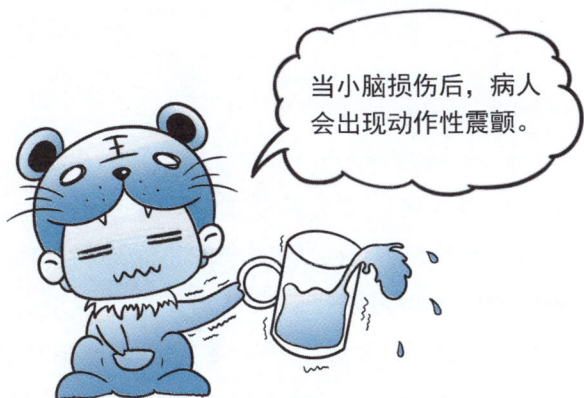

当小脑损伤后，病人会出现动作性震颤。

> > > > > > > >

运动有时会震颤

即使已经有了那么多的脑区、核团和小脑参与运动的计算和协调，动作仍然不总是平稳的。身体可能会产生不自主的、有节奏的肌肉收缩，导致运动震颤。震颤可以自然发生，也可能是疾病所造成的。震颤虽然并不威胁生命，但可能是令人尴尬的，甚至是致残的。

一般来说，震颤是由那些运动相关的大脑深层结构发生问题所引起的。 震颤可以单独发生，也可能与一些神经系统的疾病相关，包括脑卒中、脑外伤、神经退行性疾病等，甚至与焦虑或恐慌相关。想要输出一个平滑的、稳定的动作，是各个物种在漫漫的进化长河中的追求。

幻想练习真的有用吗

既然输出优美的动作很难，那么就要练习。除了一直在健身房或运动场所练习，还有别的学习运动技能的方法吗？**目前已被证明可以提高运动技能的一种方法是幻想练习，这是在没有粗大肌肉运动的情况下进行的心理排练。**一个舞蹈幻想练习的基本步骤如下。

1. 想象一下进行公开表演时的舞蹈步骤。

2. 在脑海中复习舞蹈的动作和动作之间的衔接。

3. 想象在舞蹈中将如何应对各种意外……

坐下来，想象完成动作所需的步骤，也能有一些训练效果。

人类记忆的持续

无论是幻想练习还是实地练习，这些训练的成果都将被保存起来，存储在大脑浩瀚的神经网络中。从出生的那一刻开始，大脑就受到周围世界大量信息的轰炸，然而我们仅仅选择其中一些知识和经历保存起来——通过记忆。

记忆有着不同的类型，它们被保存的时间长短不同。短期记忆仅持续数秒至数小时，而长期记忆则能够持续数年。此外，我们还有工作记忆，用以在脑海中暂时保存信息，以便对这些信息进行操作，例如反复对自己说一个电话号码以暂时记住它。工作记忆比较脆弱，如果在此过程中有人打断了它，那个记忆中的电话号码就不再存在了。

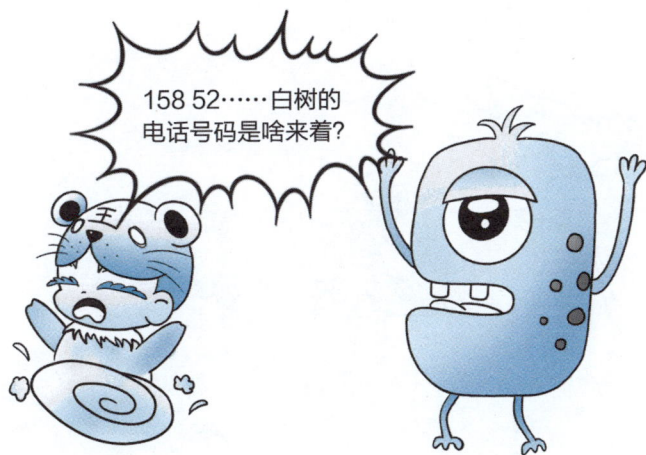

记忆也需要储存

不同类型的记忆，其储存时长有很大差异，抗干扰的程度也不同，科学家们一直致力于分别研究它们的特性。

根据 20 世纪 40 年代以来的研究推测，长期记忆被保存在神经元或神经细胞群中——长期记忆被切割成小块，分散储存在大脑的不同位置。**一个著名的脑结构——海马被认为是长期储存信息的关键中心，它负责将短期记忆的信息转移到大脑的记忆储存区域，成为长期记忆。**

另一些与运动技能相关的记忆，即程序性记忆，由小脑和基底核帮助储存。而工作记忆则主要储存在前额叶，依靠神经元的持续性放电来暂时性地保存，非常脆弱。

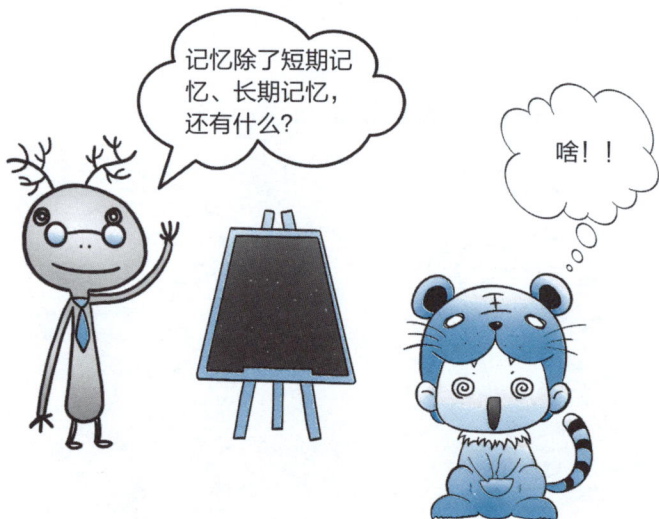

记忆除了短期记忆、长期记忆，还有什么？

啥！！

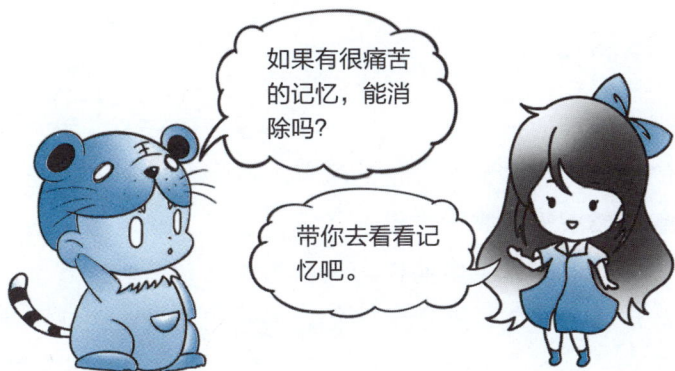

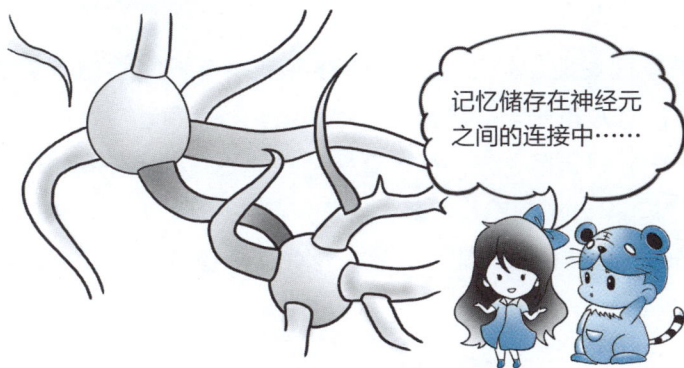

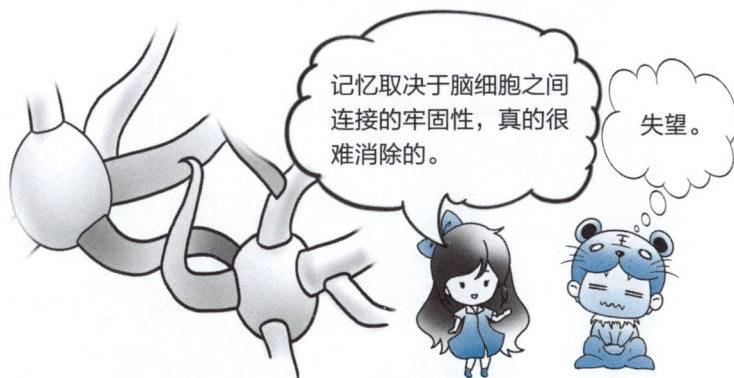

什么是短期记忆

短期记忆是与长期记忆相对的概念，有些信息在人类和大多数哺乳动物的大脑中会进行一过性的保存，例如我们能够重复出来纸上的数字，或者记住昨天吃过的午饭。但是这些信息会随着时间的流逝，在我们的大脑中消失，只有重要的、具有特殊作用的信息才会从短期记忆向长期记忆转化。人类的神经系统并不像录像设备一样把全部的信息保存起来，这里有着复杂的审核过程。

有些科学家把短期记忆定义为暂时存在的所有记忆类型，与长期记忆相对；而另外一些科学家认为短期记忆特指可以存在数天的记忆类型，在短期记忆之外，存在着持续时间更短的工作记忆（持续数分钟到数十分钟）与图片记忆（持续几百毫秒）。那么，**我们如何让短期记忆能够转化为长期记忆呢？也许这是提高记忆力的秘诀。**

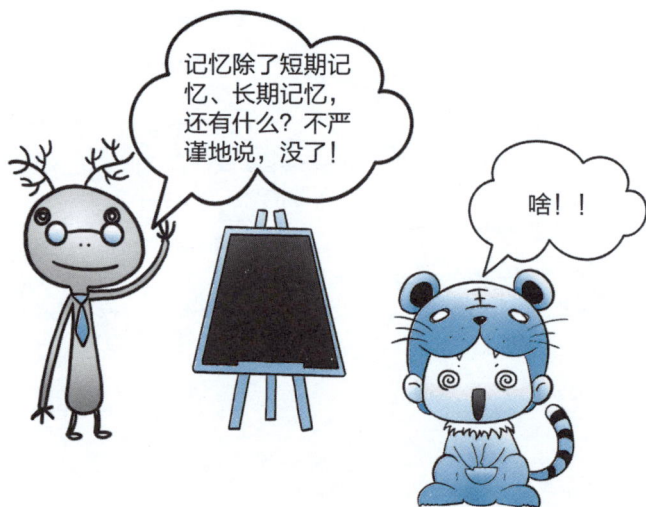

记忆除了短期记忆、长期记忆，还有什么？不严谨地说，没了！

啥！！

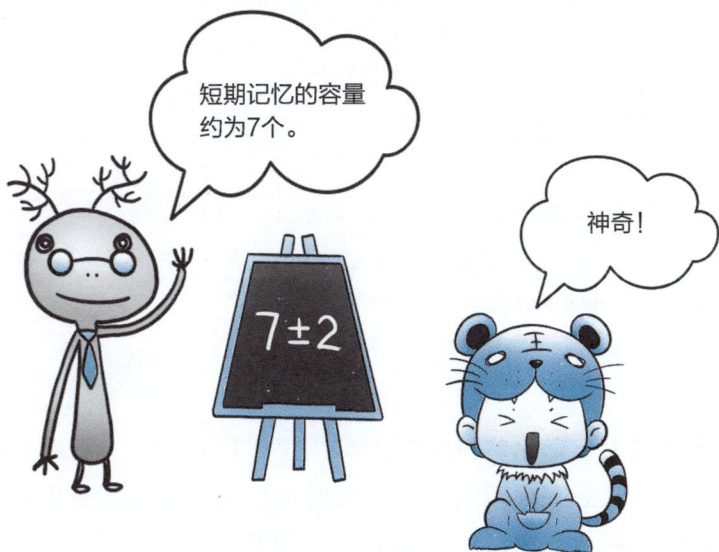

> > > > > > > >

短期记忆只能储存 7 个吗

虽然在记忆的概念和时间界线上仍有混淆，但是记忆的很多特性被研究了很多年，例如短期记忆的容量。短期记忆是在头脑中短时间储存信息，并且可以随时调用和操作信息的能力，例如学生时代常常需要背诵的圆周率或者方程的求解公式。目前人们认为短期记忆的持续时间是几秒钟（也有人认为是几小时）。

短期记忆的容量有限。20 世纪的研究认为，正常人在记忆中可以保有 7±2 个，这被称为神奇的数字 7，有时被称为米勒法则。而现代的估计值通常更低，认为短期记忆的容量只有 3 个或 4 个，但仍被广泛争议。

图像记忆的闪光灯

图像记忆是充满细节的记忆方式。雨夜，当粉红色的闪电划过夜空，照亮远处的树木和楼房时，这个转瞬即逝的闪电的影像，就是图像记忆。即使那些事件的持续时间是千分之一秒，只要足够重要和令人震惊，它们的细节就能够被大脑短暂地储存下来。

图像记忆与工作记忆容量极为不同，工作记忆的容量有限，而图像记忆的容量近乎无限大，但存续时间极短，仅为几分之一秒。
图像记忆允许大脑在原始刺激消失后保留视觉感官信息。虽然在图像记忆的过程中，大脑仅能充当视觉信息的快速衰减存储器，但它为我们提供了整个视觉感知的连贯性。

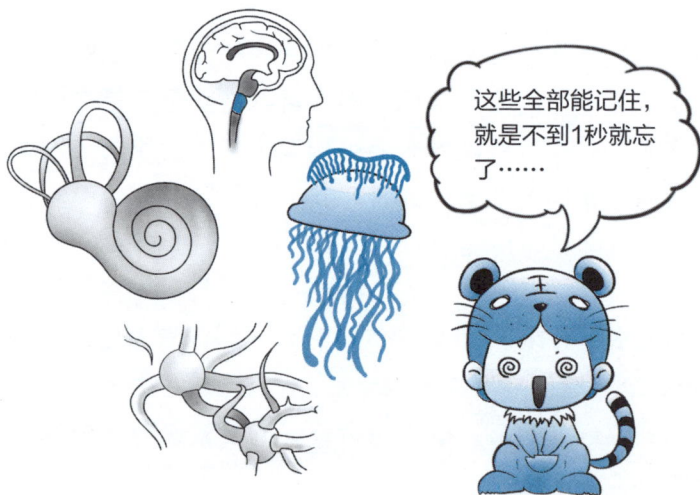

这些全部能记住，就是不到1秒就忘了……

第二章 飞跃壁垒：
意识所依托的脑结构

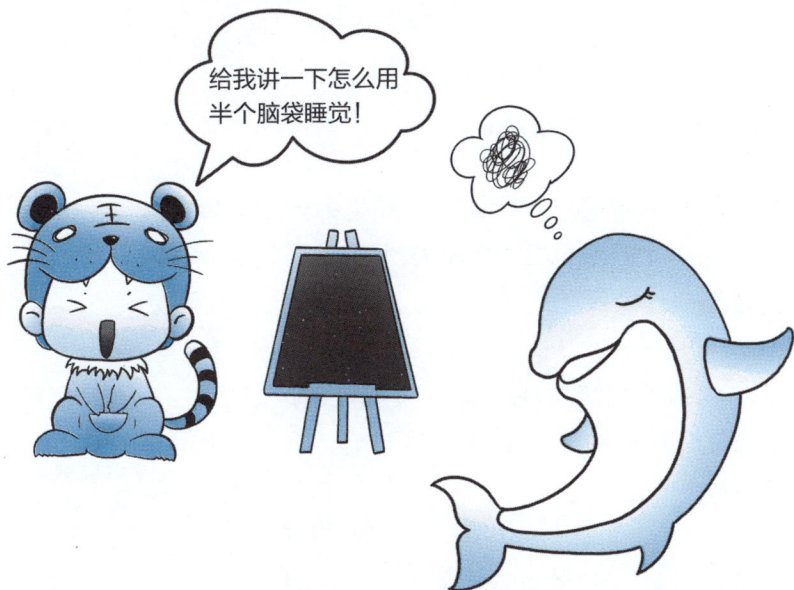

给我讲一下怎么用
半个脑袋睡觉！

> > > > > > > > >

陈述性记忆是人类特有的吗

记忆还有另一种分类方法，是按照记忆的内容进行分类的，包括
陈述性记忆——可以有意识地回忆的记忆，如事实和知识，以及
程序性记忆——对技能的记忆，如演奏一种乐器或骑自行车。 这
些记忆都可以随着时间的推移而改变，例如技能可以学习得更好，
而一些包含事实和数字的记忆，则很难变得更好。

陈述性记忆比非陈述性记忆更容易形成，并能通过讲授传播，例
如教导小孩子去记忆首都的名称，会比教他们学习拉小提琴所需
的时间要短。科学家们认为，一些动物也拥有陈述性记忆的能力，
它们能在族群中互相教授知识和经验，如猴子和老鼠。

鱼真的只有 7 秒记忆吗

记忆面临两个限制，一个是时效性，另一个是容量，二者大抵不能兼得。例如图像记忆虽然有极大的容量，但存续时间极短；长期记忆虽然可以保存几年，甚至是几十年，但容量有限。

那么动物的记忆能力呢？有一段流传很广的话："鱼的记忆只有7秒，每个 7 秒都是一个全新的开始，它一点儿也不孤独！"这是真的吗？

在一项针对鱼的记忆的研究中，人们在喂食的同时播放声音，让鱼将声音与美食联系起来（经典的条件反射训练）。经过 1 个月的时间，这些鱼被放到野外，5 个月后，当通过扩音器再次播放这个声音时，一部分鱼又回来了。

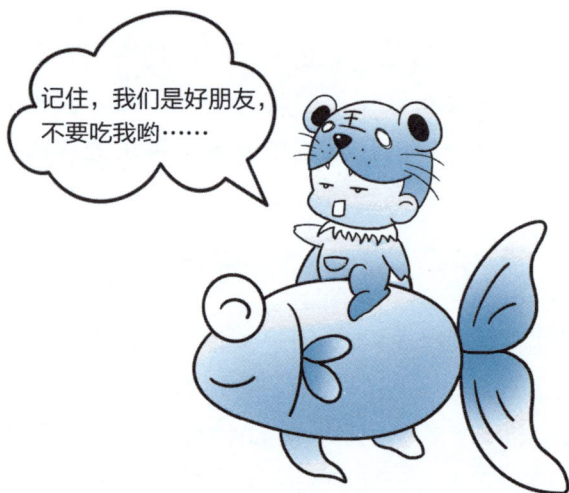

记住，我们是好朋友，不要吃我哟……

逆行性遗忘与顺行性遗忘

对记忆进行研究是非常困难的，部分原因是可供选择的模型动物有限，很多动物的记忆并不好，并且人类也难以确切知道和衡量它们的记忆成果。既然对记忆的了解非常有限，一部分科学家转而研究记忆的对立面——遗忘。

遗忘症通常是人在大脑遭受某种创伤后产生的，如受伤、脑卒中、肿瘤或慢性酒精中毒。如果以时间为坐标轴，遗忘症指向了两个方向：①**逆行性遗忘，发生时患者会忘记脑部创伤之前的事情；**②**顺行性遗忘，脑部创伤将遏制或使患者停止形成新的记忆能力。**顺行性遗忘在影视作品中描述得较少，如果严重的话，患者甚至不知道自己得了遗忘症。

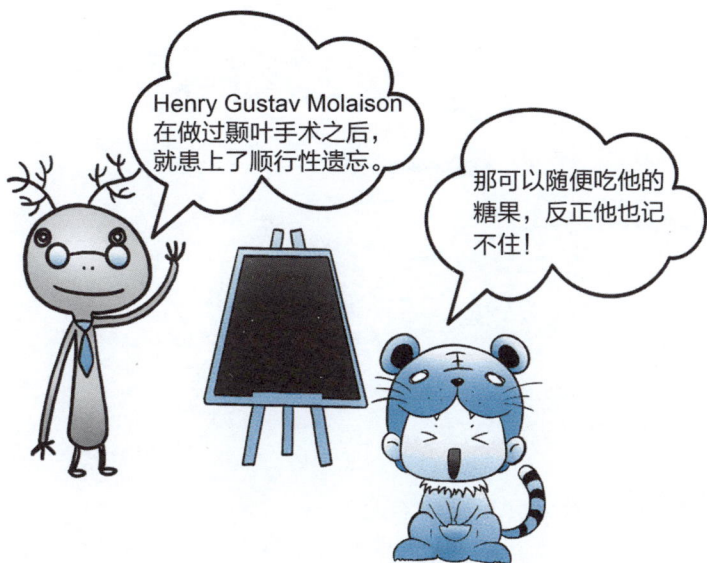

> Henry Gustav Molaison 在做过颞叶手术之后，就患上了顺行性遗忘。

> 那可以随便吃他的糖果，反正他也记不住！

睡眠对记忆的帮助

记忆十分宝贵，在进化中大脑形成了一些记忆的保护机制。其中一个重要的方式是对睡眠的利用。**睡眠是大脑的休息时间，但这个器官在睡眠期间实际上是非常活跃的。在睡眠期间，大脑的脑电波会表现出多种模式的振荡。虽然对记忆的提取主要发生在大脑的觉醒期间，但研究表明记忆的巩固主要发生在睡眠期间。**

在科学研究中，睡眠是如何巩固记忆的还没有达成共识。早年的研究主要集中在快速眼动睡眠对记忆的作用上，在最近的一些研究工作中，数据揭示了慢波睡眠对记忆巩固的重要性。总而言之，**睡眠是优化、整合大脑记忆的重要时间段。**

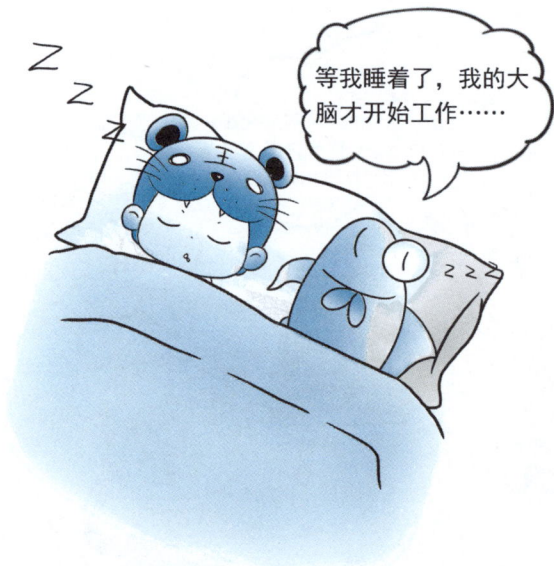

等我睡着了，我的大脑才开始工作……

96

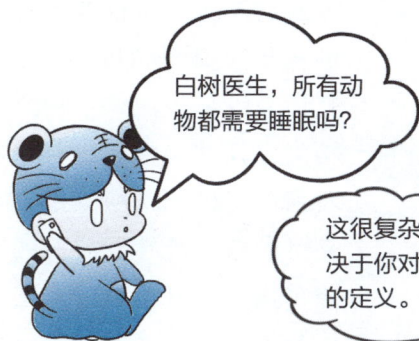

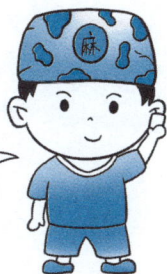

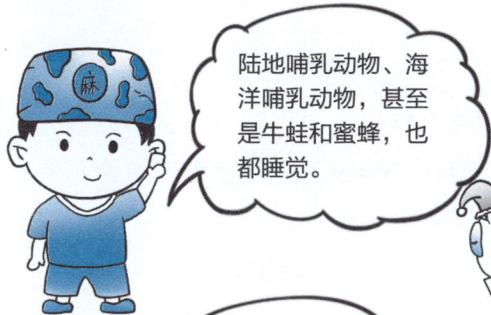

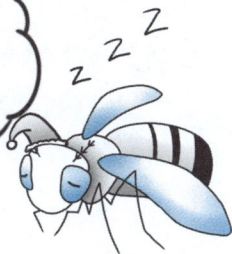

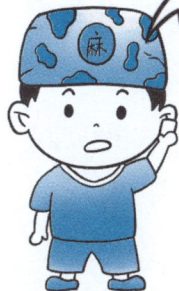

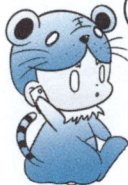

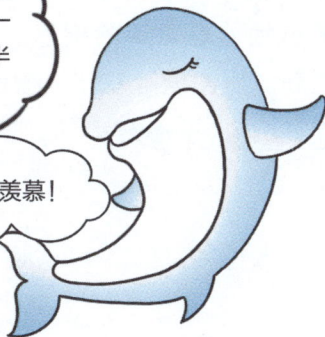

第四节
穿越脑区
——意识在感知与行动之间

如果我们最终能够剥开大脑外围层层包裹的覆膜，我们首先将看到的可不是璀璨的星河。最初映入眼帘的应该是一条被称为纵裂的深沟，它沿着大脑中央延伸，将大脑分为左、右两个半球。大脑的每个半球又可以进一步被划分为四个脑叶，包括额叶、顶叶、颞叶和枕叶。这些脑叶的名称得自于它们上面覆盖的头骨。

既然大脑控制了身体的诸多运动，包括最基本的不受意志支配的自主活动，例如呼吸、消化、心跳等，还有那些有意识参与的活动，包括奔跑、舞蹈、战斗等，那么这些运动所带来的情感体验，那些爱恨喜悦、贪憎嗔痴会发生在哪里呢？

大脑虽然不大，却是美妙感受的源泉。大脑是思考、学习和感受的圣地，是意识的根基。接下来我们将看一看各种感知和心理活动对应的大脑基础，很快我们还会讨论对应的脑区损伤了会怎样……

音乐节拍与大脑

首先要说的是听觉，因为这在进化上是一件很奇妙的事情。 由于空气和身体组织的物理特性非常不同，这意味着在理论上，当声波通过空气到达动物身体时，高达 99.9% 的声能将被反射。根据化石所做出的推测，直到三叠纪时期脊椎动物才进化出鼓形中耳。因此，脊椎动物在陆地上的头 1 亿年里有较大的可能是失聪的。

哺乳动物对声音的感知过程更加复杂。首先，当声波进入耳朵后，会撞击耳膜并引发耳膜的振动，这种振动将被转化为电信号，通过感觉神经传导至脑干，随后这些电信号分散开来，去激活听觉皮层和大脑的许多其他脑区。

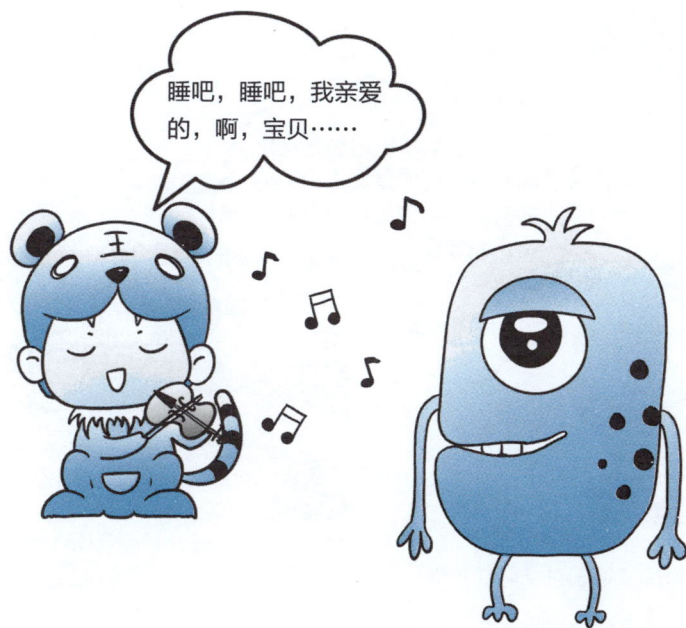

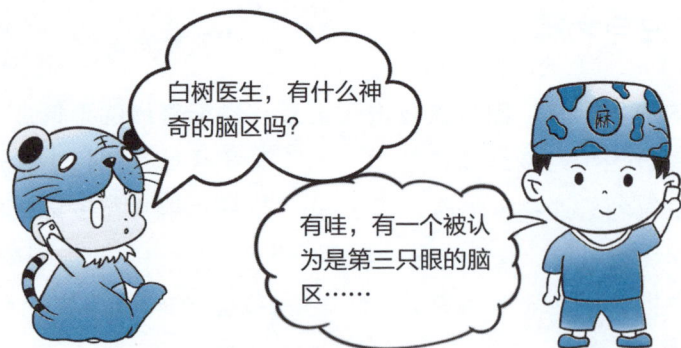

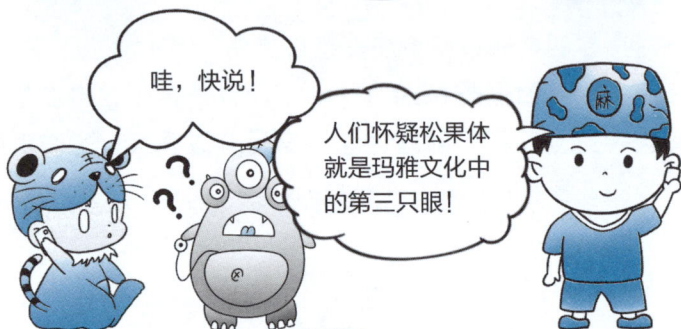

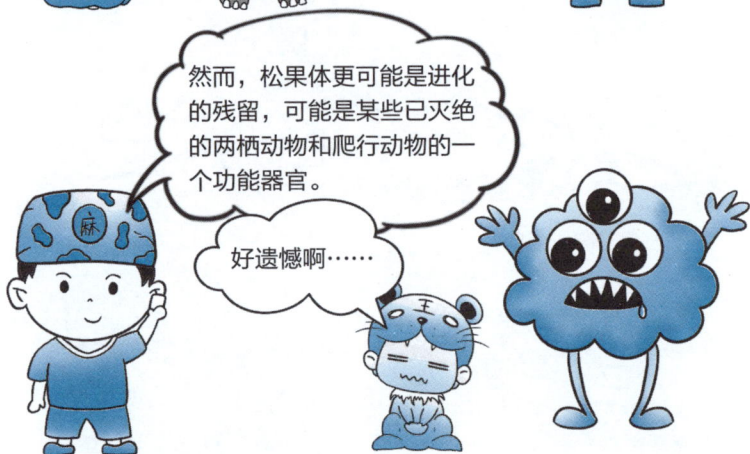

多种感知

除了听觉，其他基本感觉包括视觉、嗅觉、味觉及体感等。它们
也都需要相应的感觉器官去采集信息，随后转化成电信号传递给
大脑皮层。

这些感觉信息传递到大脑的第一站是初级感觉皮层，那里是接收
感觉神经信号的地方，并且每种感觉都有自己对应的初级感觉皮
层；随后，感觉信号被送往二级感觉皮层；最后，所有来自二级
感觉皮层的感觉信息被传送到多模态联合皮层。

联合皮层就很复杂了，在那里来自不同感觉器官的信息和大脑中
其他区域的信息（例如身体的状态、动机、情绪等信息）将被整
合在一起，形成……嗯，你现在对这本书的感知。

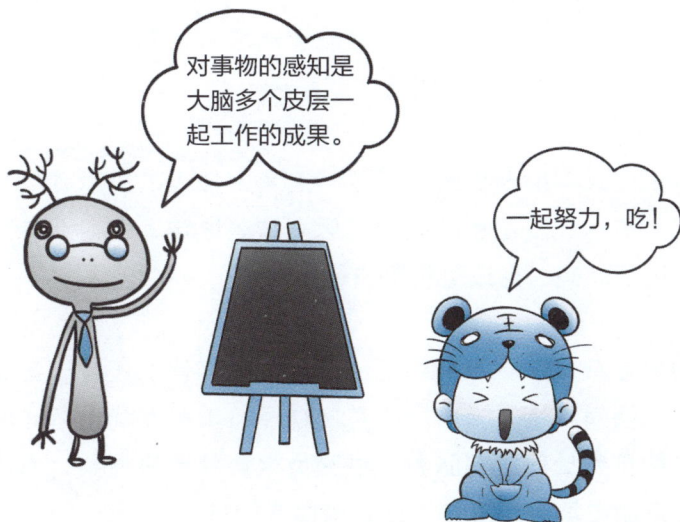

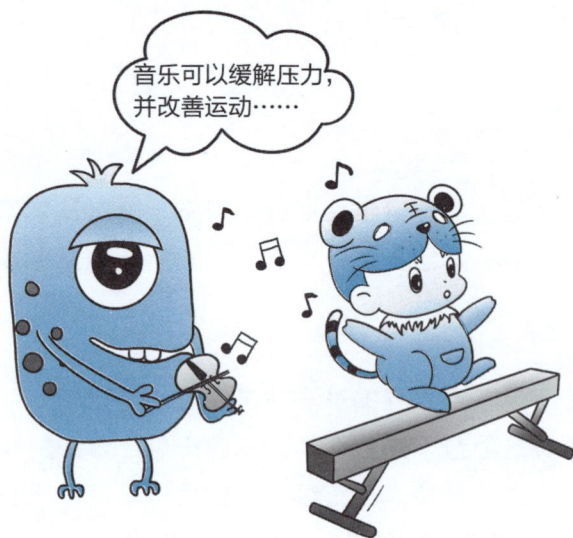

> > > > > > > >

控制平衡

当生物体有了感知的能力，有了对感觉信息进行整合加工的能力，那么一个重要的目的就是通过控制运动来获得食物或其他奖励，当然也包括躲避天敌、寻找同伴和配偶。

我们曾说过大脑能发出运动指令，这其中最大的贡献者是初级运动皮层、前运动皮层和辅助运动区，这些区域不停地运转，对运动指令进行编码，形成可供肌肉使用的细分化的信息。

但运动太复杂了。除了参与运动的皮层区域外，还有一些皮层下区域（包括网状结构、小脑和基底神经节）帮助优化运动。其中**网状结构负责处理肌肉张力，小脑负责协助姿势控制，而基底神经节与运动皮层协同工作，以监测体感信息。**

语言与歌唱

除了能够完成流畅的运动，人类和一小部分聪明的动物还具备语言和歌唱的能力——不过也有一些科学家坚称只有人类才有语言天赋。具备语言天赋意味着大脑一方面能够从声音中理解语义，另一方面又能从思想中设计出语言，并依照设计出的语言去发声。

目前人们认为**布洛卡区是大脑中语言的主要产地，它主要参与语言的形成和理解。**单纯的布洛卡区病变虽然会导致患者产生短暂的失语症，但是症状却会在约 36 周内消失。布洛卡区与语言及语言处理的确切关系，目前仍有争议。

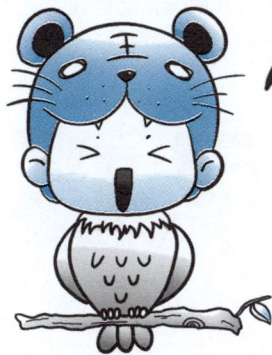

鸟类没有六层的大脑皮层，但鸟类脑区有与布罗卡区相似的认知和运动能力。

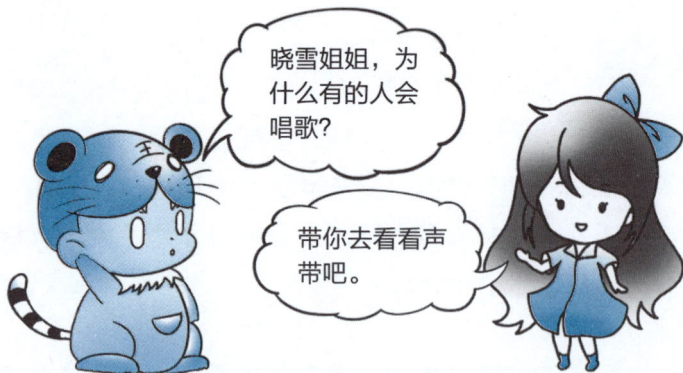

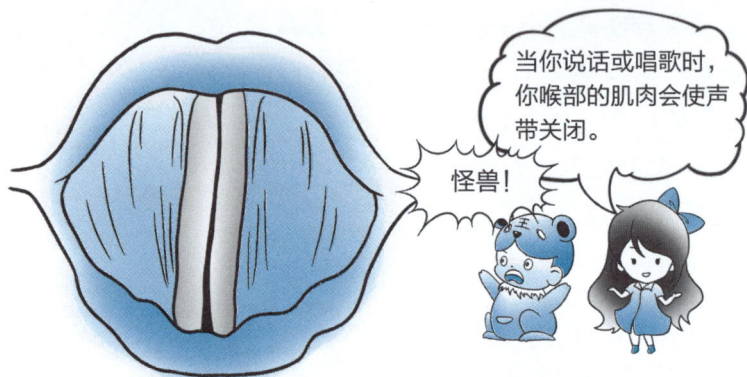

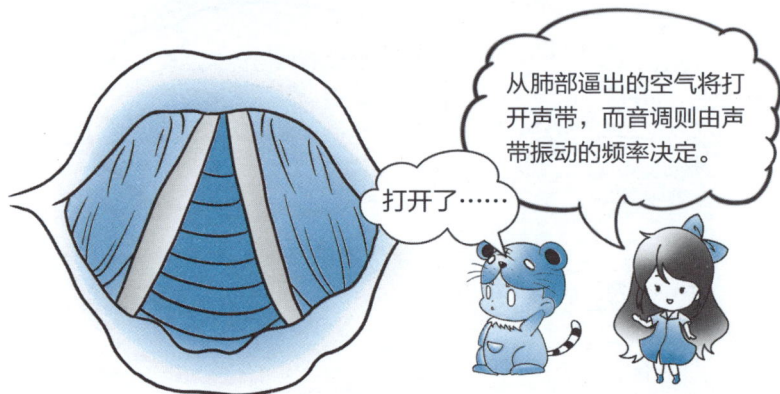

复杂的情感

宋词《千秋岁》里有"**天不老，情难绝。心似双丝网，中有千千结。**"人类体验了各种复杂的情感。科学研究者们要研究情感，首先对其进行了分类。在 20 世纪 70 年代，Paul Ekman 曾提出人类的六种基本情绪，包括幸福、悲伤、厌恶、恐惧、惊讶和愤怒，后来又增加了骄傲、羞耻、尴尬和兴奋。

现在的研究人员并不完全认可这种分类方式，他们基于脑区的研究成果，认为人类只有几种基本的情绪，包括爱、喜悦、惊喜、愤怒和悲伤，然后才能进一步分解为次要情绪，例如爱分为感情和渴望。最后，这些次要情绪还能被进一步分解为第三级情绪。

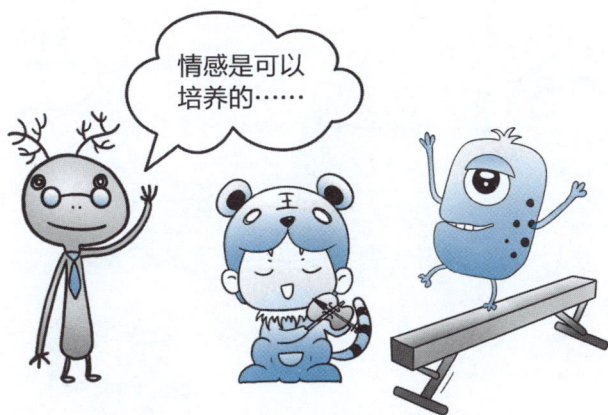

心情波动的起源

心情时时不同，天天改变。在情感海洋中，心情就像其中的波浪，上下起伏，偶尔还会有狂风巨浪。既然感觉和运动都由专门的脑区控制，那么心情呢？

负责情绪的大脑区域主要是边缘系统，它是一组埋在大脑皮层下、位于脑干顶部的复杂结构。边缘系统控制着许多情绪和动机，特别是那些与生存息息相关的情绪，例如恐惧、愤怒和快乐。边缘系统帮助身体对紧急情况和高度情绪化的情况做出反应，是控制和协调从手指运动到心跳的一切行动的中心，以帮助生物体在紧急情况下采取快速、反射样的行动。

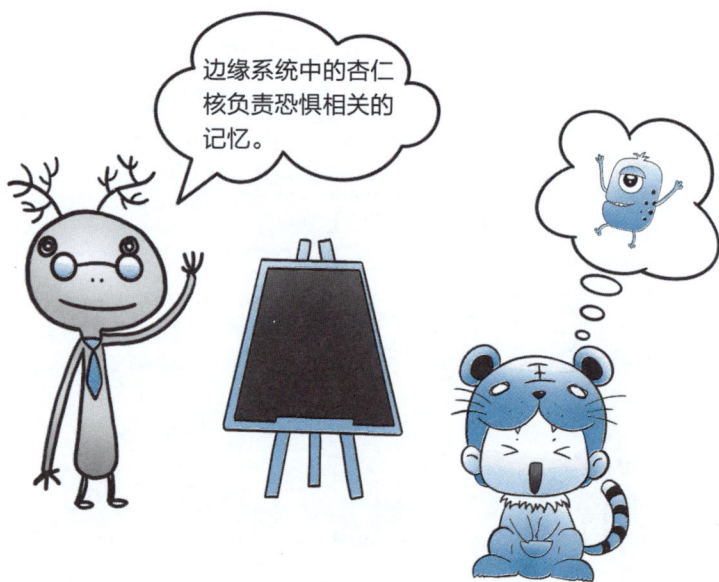

边缘系统中的杏仁核负责恐惧相关的记忆。

最美的爱情

在你感知的众多情感中,最美好的是爱情吗? 答案不一定为"是"。不过有一项研究曾经分析了 2 500 名大学生的大脑扫描图,当看到所爱的人的照片时,这些学生们的大脑中富含多巴胺的区域变得活跃了,而**多巴胺正是使人感觉良好的神经递质**。爱情是美妙的。

对这些学生们的大脑做进一步扫描显示,尾状核和腹侧被盖区的活性增强,前者与奖励检测和期望有关,后者则与快乐、集中注意力以及动机有关。当感受爱时,显然复杂的脑区,包括腹侧被盖区的深处、下丘脑、伏隔核等,都积极地参与了这一美妙的体验。

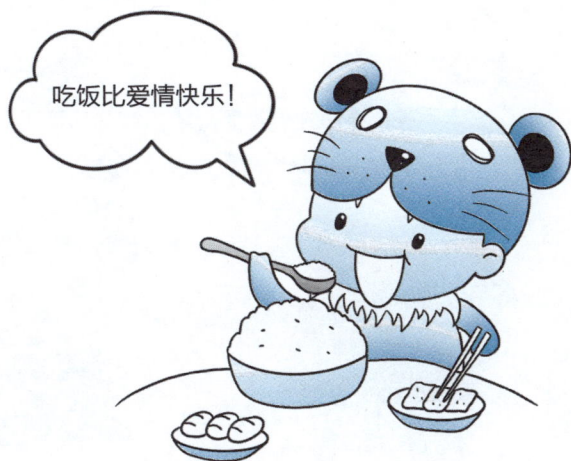

吃饭比爱情快乐!

分手了，会影响大脑吗

爱情也会波动和改变，有时它们会变得更为炽热，有时则不会。研究人员们曾经对刚刚经历分手的人们的大脑进行成像研究，结果显示这些人**大脑中的腹侧被盖区、腹侧苍白球和壳核的活性发生了变化。**虽然相关的研究结果还不十分清晰，但分手后的脑活动变化是很常见的。

另一个并不让人意外的发现是，分手后一些脑区的功能变化与抑郁症有一定的相似性。如果分手后难过一段时间，这是正常的，但如果超过三个月或者半年的时间还在难过，就要引起注意了。

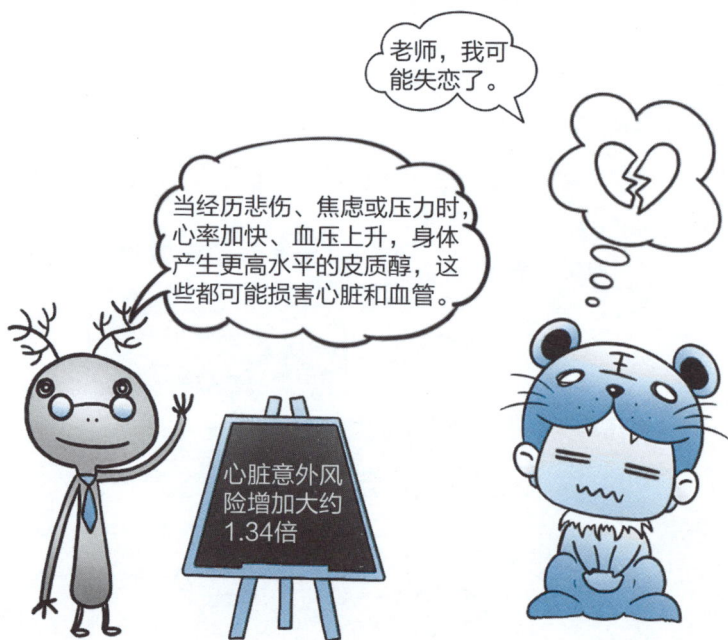

当经历悲伤、焦虑或压力时，心率加快、血压上升，身体产生更高水平的皮质醇，这些都可能损害心脏和血管。

老师，我可能失恋了。

心脏意外风险增加大约1.34倍

为什么会悲伤

爱情是美妙的，分手是悲伤的。悲伤如潮水，一浪接着一浪，绵延漫长。悲伤相关的研究还不十分清楚。目前认为，**悲伤的情绪与杏仁核和海马之间连接的增强有关，其中杏仁核是参与情绪处理的核团，海马是大脑中记忆转化的重要区域。**

在长期的疾病研究中，人们很早就发现杏仁核和海马都与抑郁和焦虑的症状有关。悲伤时杏仁核和海马的复杂联系可能是这样的：当一个人情绪低落时，杏仁核中的负面情绪会引发海马对悲伤记忆的回忆，这进一步增强了负面情绪，反之亦然。

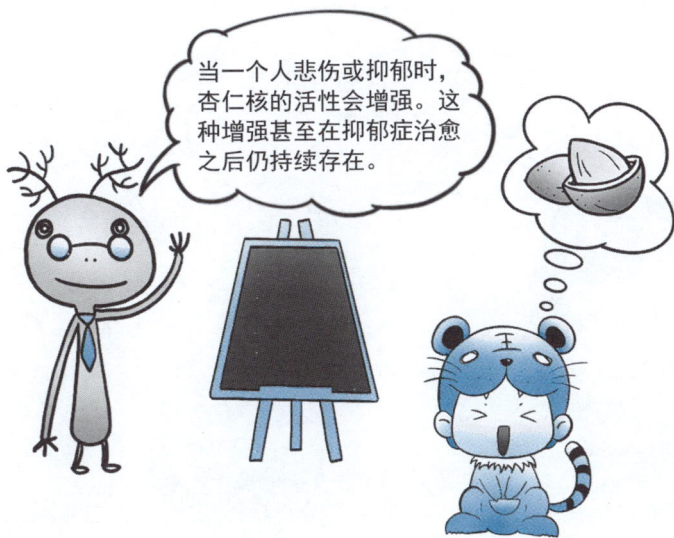

当一个人悲伤或抑郁时，杏仁核的活性会增强。这种增强甚至在抑郁症治愈之后仍持续存在。

大脑让我流泪了

动物会为失去的同伴或幼崽而悲伤，这种悲伤会持续几天，甚至绵延几个月，但**只有人类才会哭泣。哭泣，是一种复杂而强烈的情感表达方式。**在社会学领域，流泪被认为是亲社会性的行为。

悲伤并不是流泪的唯一原因。除了悲伤，愤怒、压力甚至极度快乐这些硬核情绪，都可能使大脑中控制情绪的杏仁核向下丘脑发出信号，下丘脑随后会激活自主神经系统。自主神经系统控制着人们无法控制的功能，如体温调节、饥饿、口渴以及哭泣。流泪，有时的确无法自主控制。

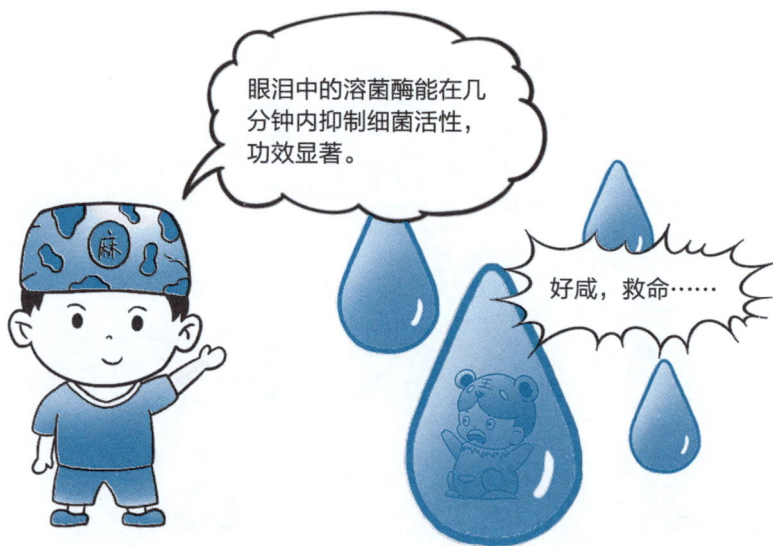

眼泪中的溶菌酶能在几分钟内抑制细菌活性，功效显著。

好咸，救命……

第二章 **飞跃壁垒：**
意识所依托的脑结构

他人受伤时，我们也会共情

人类的悲伤，更多时候不是因为自己。一张饥饿儿童的照片，会唤起人们深深的苦恼和悲伤——就好像饥饿发生在自己身上一样。这种移情的能力，是人们理解他人痛苦的能力。移情的体验常常与自身的痛苦体验相类似。

在移情的研究中，对体会他人疼痛的研究较多。这种共情性的疼痛与脑岛的活动相关，还与控制决策和冲动的前扣带皮层的活动相关。共情性疼痛帮助人们感知他人的痛苦，以更好地照顾同伴、规避风险、学习技能。

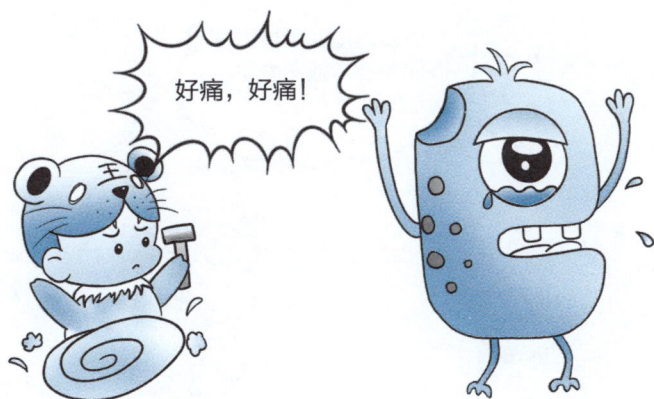

大脑也会撒谎

当各种各样的心情能够在大脑中找到它们的归属地的时候，另外一种高级功能也不例外——说谎。谎言，需要一个完善的系统来协同工作，以达到欺骗的目的。大脑在撒谎时精密配合，调节和控制撒谎者的行为。**在进行欺骗行为的过程中，有三个脑区通常会变得更加活跃，包括前扣带皮层、背外侧前额叶皮层和顶叶皮层。**

这三个脑区都相对高级，且配合密切。其中，前扣带皮层负责监测错误，背外侧前额叶皮层负责控制行为，而顶叶皮层负责处理感觉输入。撒谎者需要应对表情、语速和动作的变化，甚至控制出汗的水平，这是对大脑协同工作能力的一项高难度挑战。

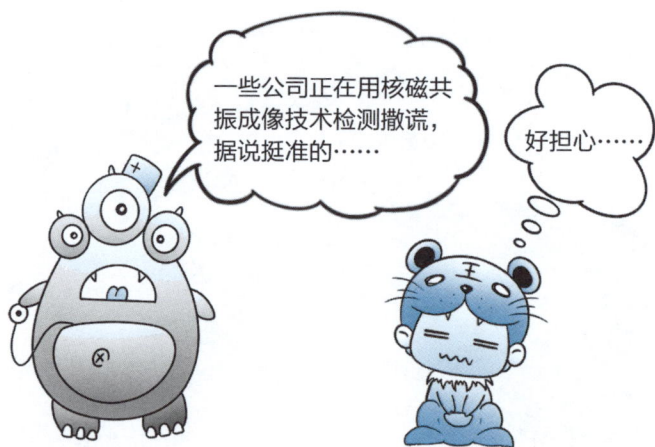

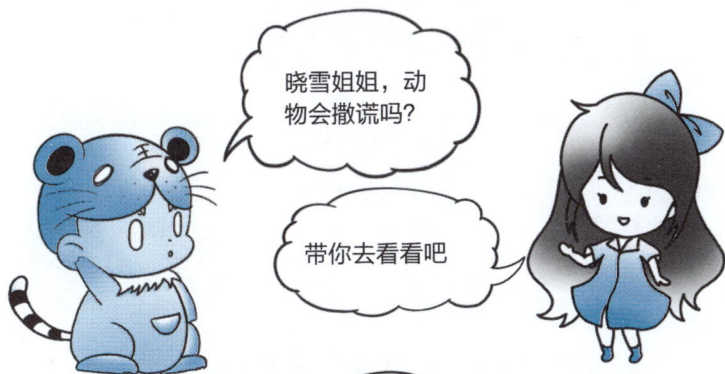

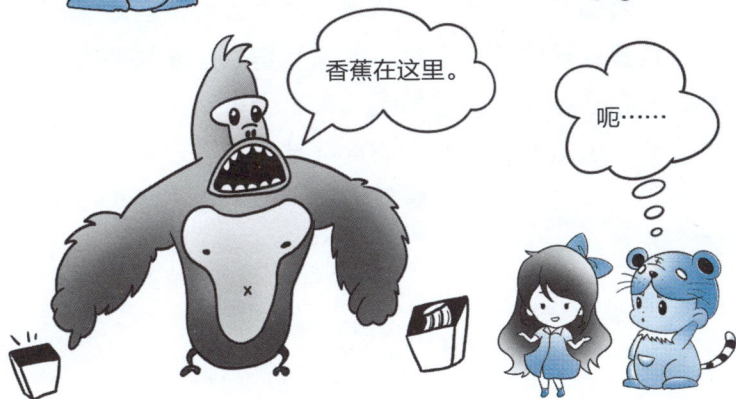

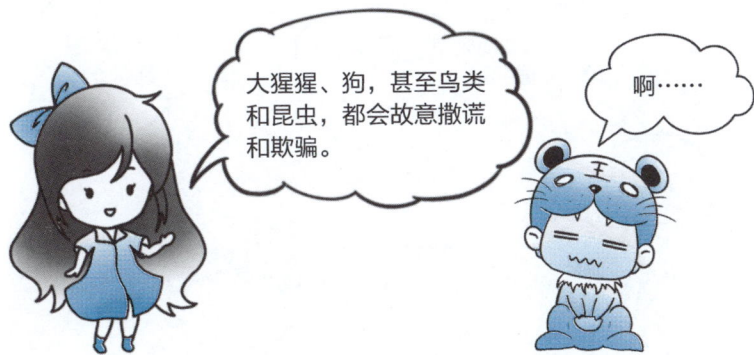

为什么大脑喜欢艺术

人们厌恶疼痛、悲伤和撒谎，也喜欢另一些事物，比如艺术。艺术是人类创造力的产物。创造力是什么？创造力是通过探索和发现形成原始想法的能力。创造并不是比别人做得更好，而是去思考、探索和发现。

研究认为，**大脑的左半球主要负责处理语言和理性知识，而右半球则主要负责处理隐喻性思维、艺术性信息，以及寻找问题的解决方案。**大脑追寻艺术，艺术反过来也会重塑大脑。磁共振研究显示，专业音乐家的运动和听觉皮层都发生了重组，变得更加强大。此外，一些脑部病变会导致视觉障碍、细节感知丧失，严重损伤艺术能力。

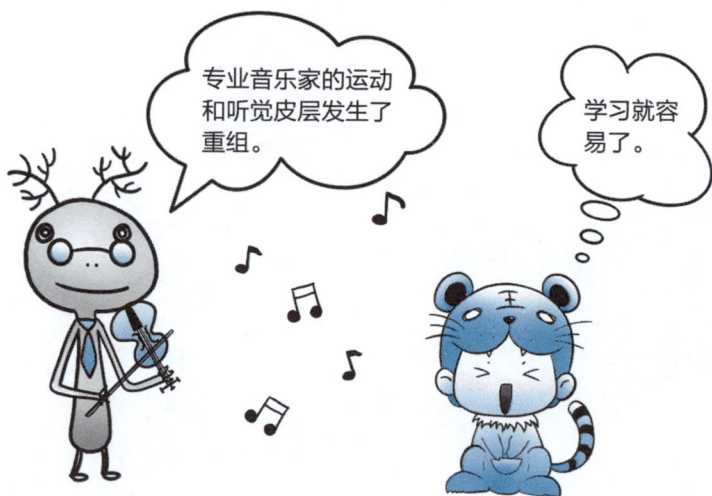

专业音乐家的运动和听觉皮层发生了重组。

学习就容易了。

表演会让人迷失

大脑是柔软的、弹性的组织。**艺术能够重塑大脑，但这只是在一定程度上增加一些脑区的活性和大小。**然而有一些活动，其对大脑的重塑是令人震惊的。借助脑成像这种强力但无创的研究工具，研究人员们对话剧演员的大脑进行了扫描，希望去观测表演对他们大脑的影响。

结果显示，演员们大脑前部和中线区域表现出了明显的失活，而这些区域涉及个体对自我的认知。这意味着，**作为一种神经认知现象，表演可能是对自我感知的一种抑制。**这种推测与表演理论家们常常谈论的"双重意识"相吻合。一些我们深爱的演员就曾陷入他们的作品之中，难以自拔。

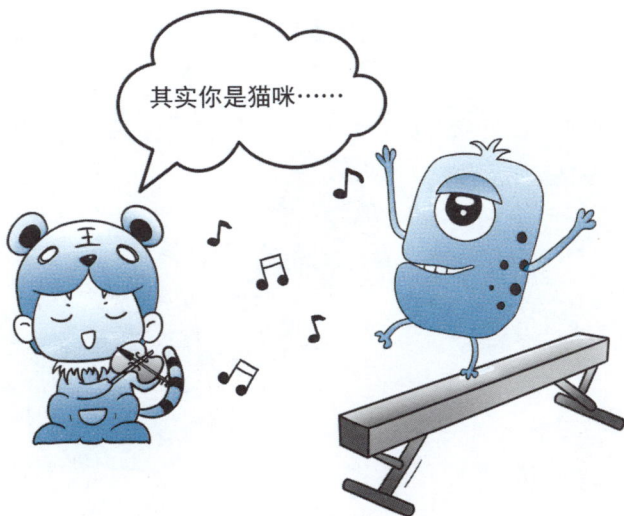

性格的来源

感知和运动根源于大脑，那么性格由哪里决定呢，它在大脑中有归属吗？如果要给性格找到一个归属，那么这个归属的面积有点儿大，是整个额叶。

额叶是四个脑叶中最大的一个，也是在进化中最晚形成的一个。额叶负责许多不同的功能，包括运动技能，如自主运动、语言和行为功能，它还在记忆、智力、注意力、脾气和个性等方面起着重要作用。较高级的认知能力，如解决问题、思考、规划和组织能力，都与额叶有关。额叶是进行高级大脑活动的地方。

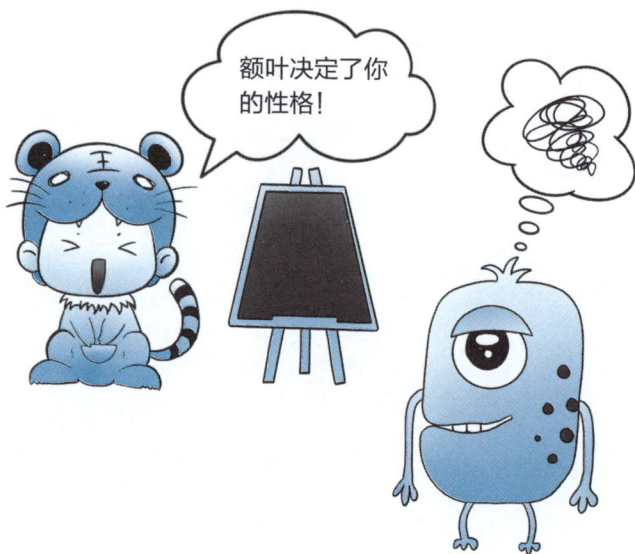

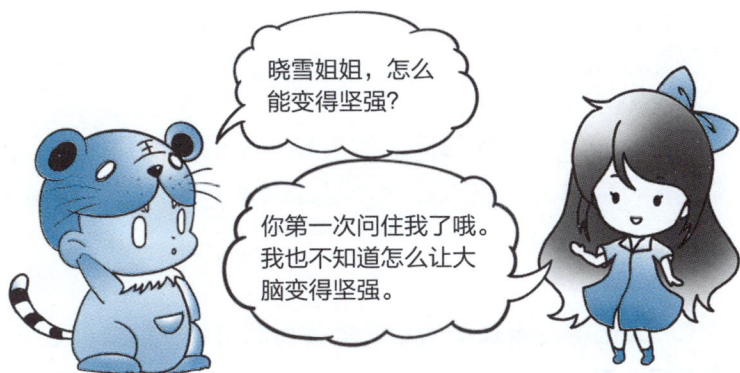

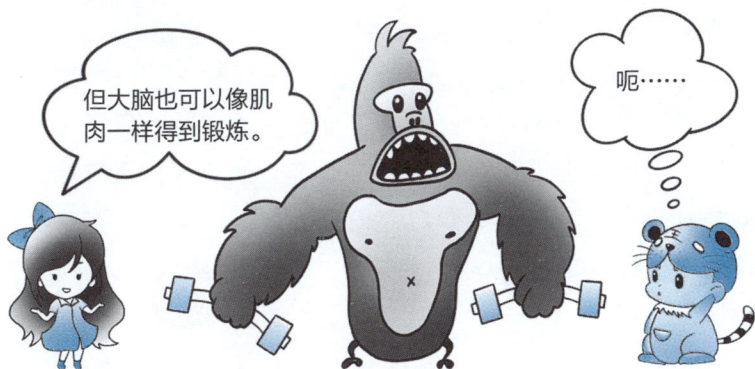

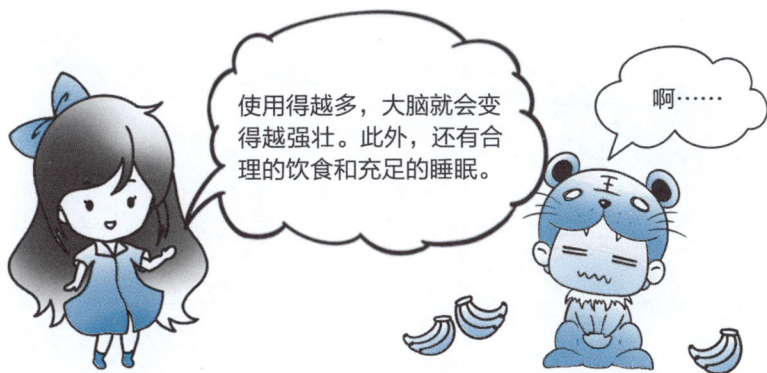

左脑还是右脑

我们曾说过，如果剥开大脑外围的覆膜，我们首先看到的将是一条深沟，它将大脑分为左、右两个半球。这两个半球的功能差异很大。

一般来说，大脑的左半球负责语言的理解和说话，以及处理数学、科学和逻辑。正因为如此，它被认为是"主导"半球。而右半球则在处理视觉信息和空间信息方面起着很大的作用。

在主要使用左手的人群中，约有三分之一语言功能区是位于大脑右侧的。当他们由于癫痫、脑出血或者其他原因，语言相关的区域需要进行手术时，可能要对他们进行专门的测试，以确定语言中心是在左边还是右边。

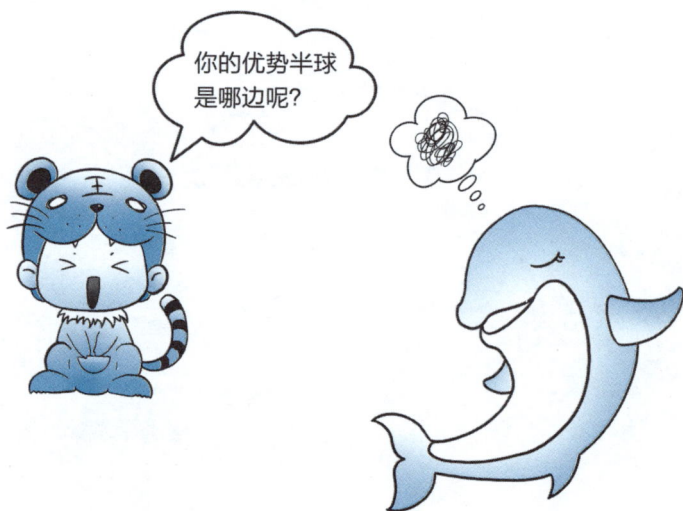

你的优势半球是哪边呢?

脑区损毁之后发生的事情

既然每一种我们能想到的人体功能，似乎都有证据表明它们是由相对应的脑区负责的，那么如果脑区损毁了，后果严重吗？后果极其严重，甚至是毁灭性的！

脑卒中是对大脑损害非常大的一种疾病，它的损伤往往发生在相对局限的区域。脑卒中可能引发一系列临床症状，具体的功能缺失取决于哪个脑叶受影响：**如在额叶，表现形式多样，经常出现人格和行为的改变；在顶叶，表现为注意力缺陷，如对侧半身忽视综合征；在颞叶，表现为识别障碍，如听觉失调和视觉失调；在枕叶，表现为视野缺损、对侧半身不遂，等等。**

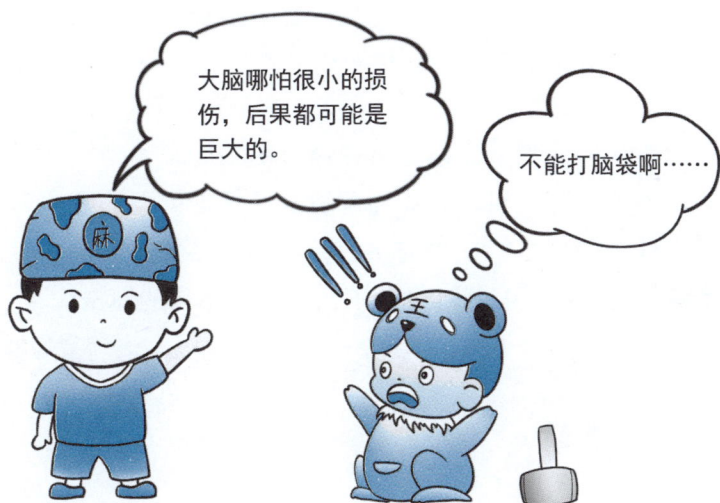

第五节
意识生存的空间
——在脑脊液中游泳

大脑，如果有故事的话，就像小人鱼一样，应该是始于海洋的。 如果回溯到古代的海洋，那时在海洋中游动或爬行的单细胞生物显然是没有大脑的，但它们中的一部分的确进化出了感知和应对环境的复杂方法。

等到了大约 3.6 亿年前，人类的祖先就开始能够在陆地上生活了，并最终在大约 2 亿年前出现了第一批哺乳动物。这批哺乳动物已经开始有了一个小小的新皮质。这小小的新皮质赋予了哺乳动物复杂计算的能力，使它们可以完成更复杂和灵活的行为。

大脑是柔软的脂质，不能像颅骨那样石化成为化石，我们几乎无法知道两栖动物和爬行动物祖先的大脑到底是什么样的构造，但可以肯定的是，哺乳动物大脑的大小相对于它们的身体来说是不断增加的。这帮助哺乳动物与庞大的恐龙抗衡。逐渐地，大脑填满了头骨，一些化石提供了这种神经扩张的明显迹象。

当大脑填满头骨之后，既然这么多重要的功能都集中在一个不可思议的容器中，那么进化是如何解决大脑保护问题的呢？要保护大脑不受外界的损害，头骨显然提供了相当多的防御保护，但在蹦跳奔跑的过程中，又是什么保护大脑不受头骨的撞击呢？

大脑为什么漂浮在脑脊液中

早期的人类面临着不断变化的环境的挑战，他们在与自然的斗争中逐渐进化出更大、更复杂的大脑。在进化的过程中，人类大脑的大小增加了两倍。现代人类的大脑是所有灵长类动物中最大、最复杂的。

保护这么大的、精密的、柔软的大脑，是一项浩大的工程。在大脑周围环绕着一种透明的液体——脑脊液，它为大脑提供了重要的支持功能。**大脑和脊髓不是牢固地固定在骨头上的，它们漂浮在脑脊液中，脑脊液的压力对它们起到了稳定器和减震器的作用。脑脊液中富含葡萄糖、氧气和各种离子。**

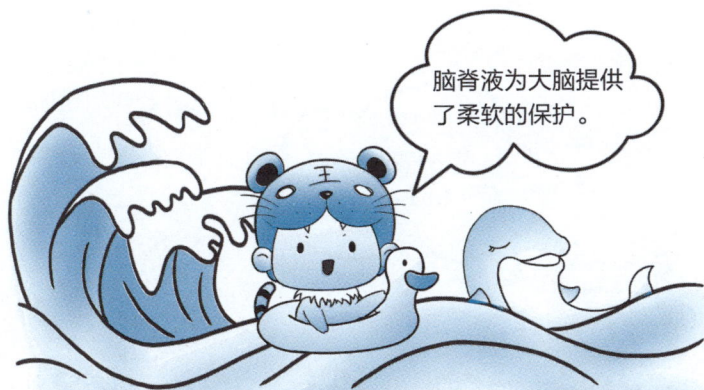

脑脊液为大脑提供了柔软的保护。

脑脊液从这里生成

脑脊液环绕着大脑和脊髓，缓冲着它们可能受到的损伤。脑脊液存在于所有脊椎动物的头部，通过脊髓和大脑周围的通道不断被循环、吸收和补充。

在大脑的室管系统（称为脑室）中，脑脊液被源源不断地生产出来。脑室中的脉络丛负责生产大部分的脑脊液。 脑脊液有四个主要功能，包括对神经结构的物理支持、废物的排泄、脑内的物质运输，以及控制中枢神经系统的化学环境。除了外部损伤，脑脊液还保护大脑不受与姿势、呼吸和疲劳有关的动脉和中心静脉压力变化的影响。

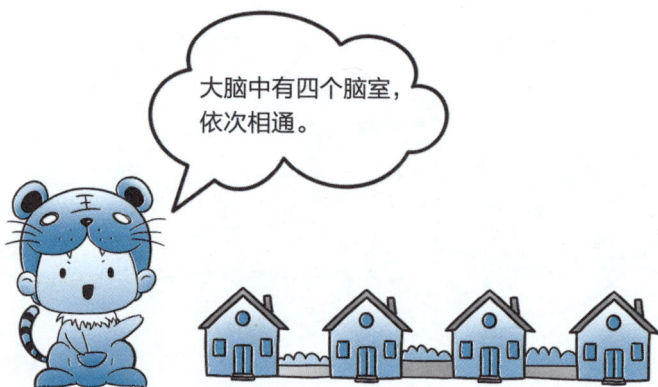

大脑中有四个脑室，依次相通。

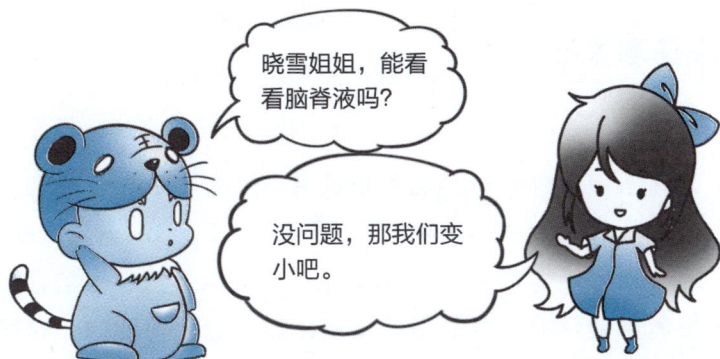

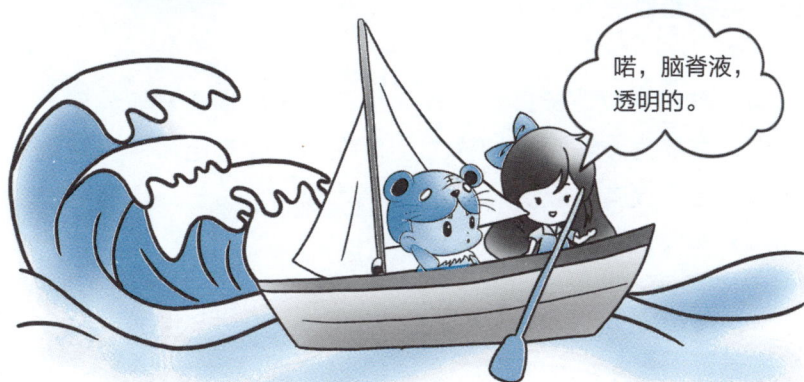

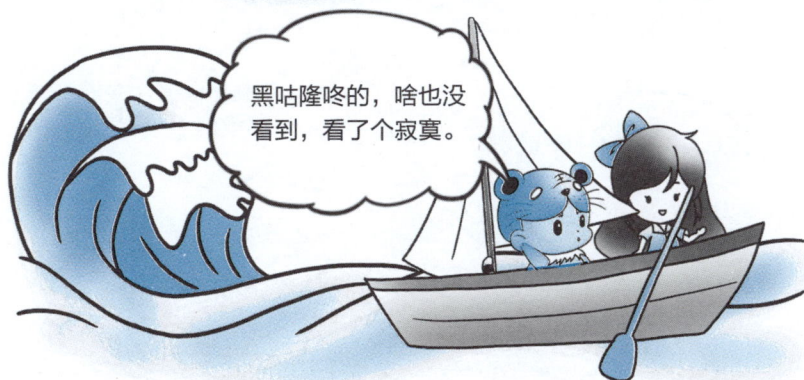

脑脊液在哪里被吸收

脑脊液起到了缓冲的作用，并能调节动脉和静脉的压力变化所带来的影响，但它自身的总量也需要被调节。大脑脑脊液必须在吸收和生产之间保持平衡。人类的脑脊液总量为 130 ~ 150 毫升，每天的脑脊液分泌量为 400 ~ 600 毫升。**对脑脊液总量的精准控制主要是通过循环完成的，当脑脊液经过静脉窦附近时，会被蛛网膜绒毛重新吸收回血管。**

这一循环系统也可能被破坏。先天性的脑室间通道发育异常会导致脑脊液在脑室中积聚。肿瘤或创伤性病变如果阻碍了脑室间的通路，也会导致脑脊液增加，发生脑积水。

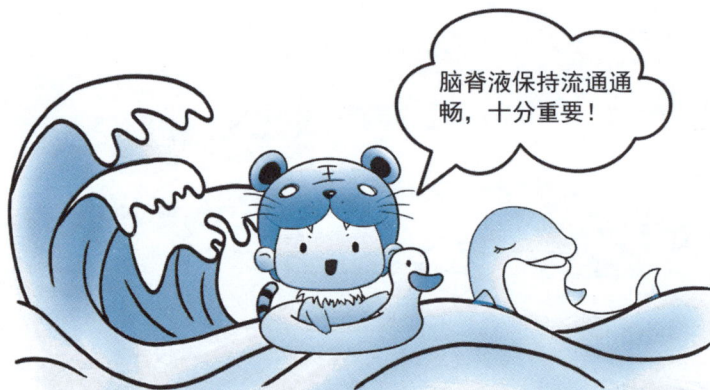

脑脊液保持流通通畅，十分重要！

有点儿金属的味道

脑脊液是透明的、无色的血浆超滤液，其中的蛋白质含量很低，细胞很少。那么脑脊液有味道吗？这个问题出乎意料地容易回答。

在特殊情况下，脑脊液是会漏出来的，比如严重的外伤、暴力打击、车祸等各种原因可能会导致人们出现颅骨骨折，并发生脑脊液漏，有时甚至能尝到。

有脑脊液漏经历的人可能会注意到，当他们移动头部时，特别是向前弯曲时，鼻子或耳朵会流出清澈的、水性的液体。**脑脊液也可能从喉咙后面排出，人们把其味道描述为咸味和金属味。**

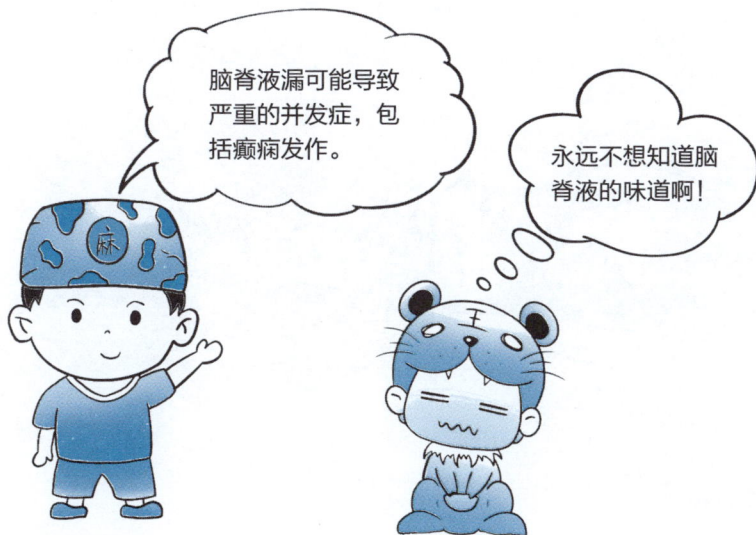

脑脊液漏可能导致严重的并发症，包括癫痫发作。

永远不想知道脑脊液的味道啊！

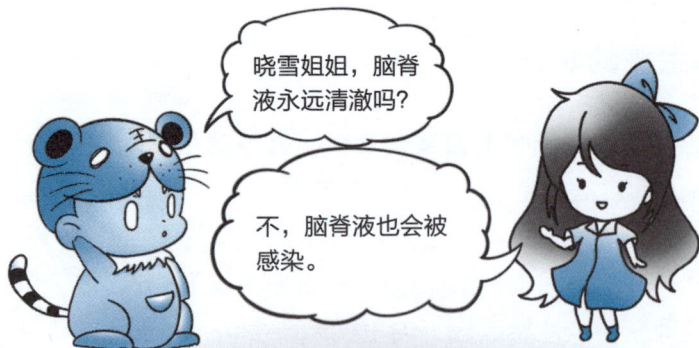

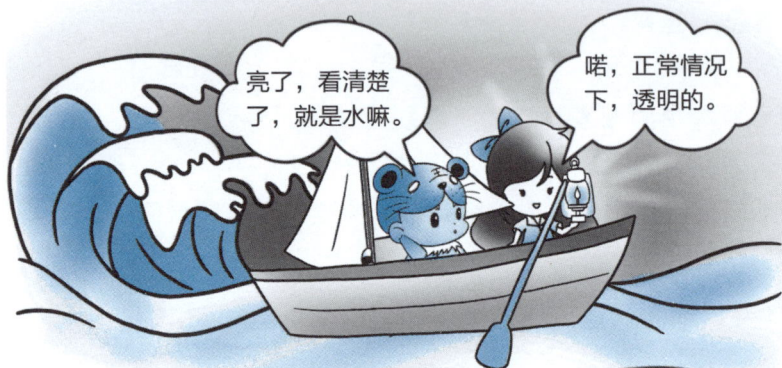

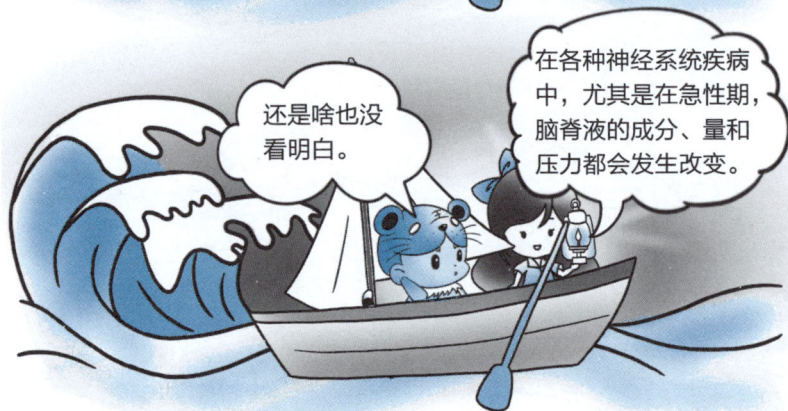

很多层的脑膜

围绕并保护大脑和脊髓的，除了脑脊液，还有三层膜状组织，统称为脑膜，包括硬脑膜、蛛网膜和软脑膜。其中硬脑膜构成了脑膜的最外层，它是由坚韧的胶原纤维组成的，负责容纳脑脊液并防止各种可能发生的对神经组织的机械损伤。

硬脑膜的内侧是蛛网膜，它比硬脑膜薄得多，布局也更精密。在这些脑膜的最内层是直接贴在大脑和脊髓表面的软脑膜。软脑膜上遍布的血管为大脑的神经组织提供营养和氧气。

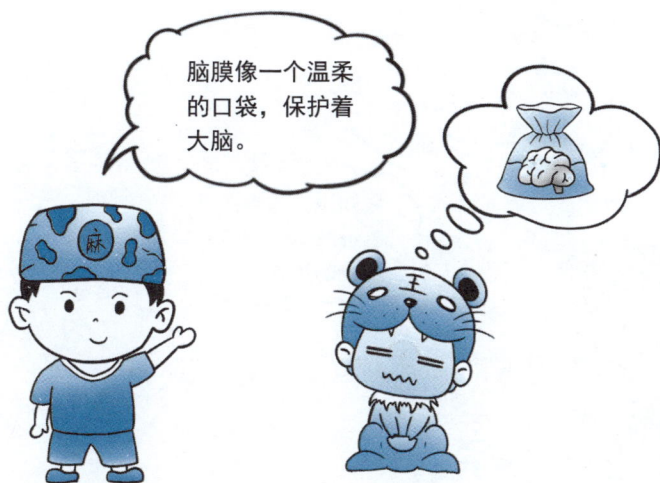

脑膜像一个温柔的口袋，保护着大脑。

进入中枢的药物

对大脑进行层层的包裹，并不仅仅是为了应对机械损伤，还包括阻止微生物的损害和有毒物质的侵袭。所以，一个基本的推论是，脑脊液并不是开放性的，不可随意进入。在很早期，人们就惊奇地发现，在静脉注射染料一段时间后，伴随着血液的循环，动物全身的组织都会被染色，但大脑不会。随后的解剖研究发现了血脑屏障的存在。

血脑屏障是具有高度选择性的半透性屏障，它在血液和脑脊液之间构建了一道屏障体系，以防止血液中的溶质非选择性地进入神经元所在的中枢神经系统。 但血脑屏障也成为制药家们的掣肘，因为很多药物明明疗效很好，却不能穿透这层壁障。

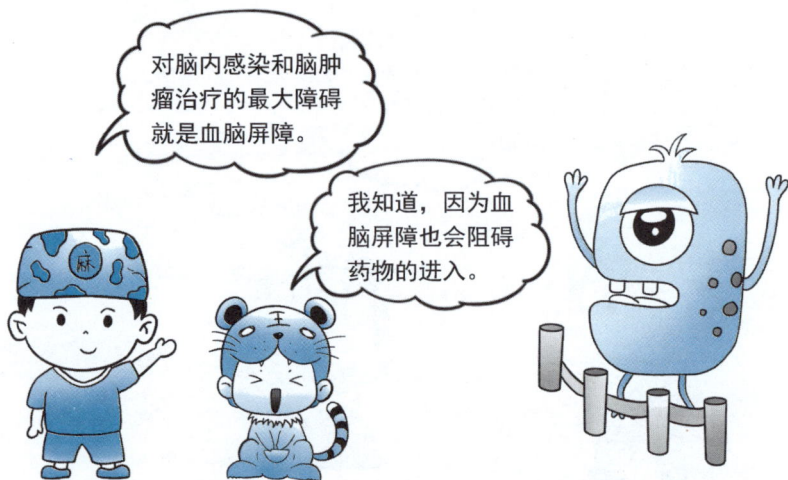

第三章

思想的小岛：
大脑的异常与病症

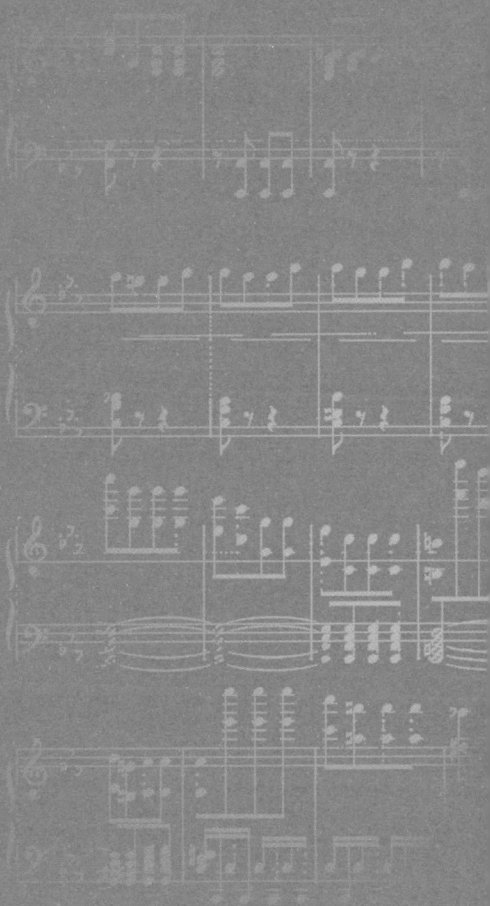

人类进化的时间线很长，大约跨越了700万年。
在这条时间线上，前300万年主要是乍得沙赫人，他们是最古老的人属祖先，是公认的最早的人科动物，也是人类和黑猩猩的最近共同祖先。在随后的200万年里，主要就是南方古猿了，这个物种的脑容量很小。在最后的200万年里，也是距离我们最近的200万年里，才开始进入人类物种的时代，即旧石器时代。

在脊椎动物中，智力在不断进化。排序的话，灵长类动物、大象和鲸类比其他"低等"哺乳动物更聪明，类人猿和人类比猴子更聪明，而人类比类人猿更聪明。人类智力的许多特征，如移情、自我意识、悲伤、仪式以及符号和工具的使用，在类人猿中虽然也存在，并且很明显，但其智慧程度远不如人类。

如此珍贵的一个系统——人类的大脑，作为一个独特的复杂器官，已经进化出了一整套复杂的保护系统，以防止外部的物理伤害和毒素的进攻。但堡垒有时也会被攻破，有时是从内部打开的……

第一节
感受的怪异
——感知与记忆的缺失

怪异的感受，比如感觉到皮肤上有虫子爬过，或者一直认为窗帘后面有人在窥视，然而检查却并没有人，这可能是过度紧张的情绪所导致的，也可能是身体的感受器官出了问题，但还可能来源于更深层次的大脑异常。

大脑异常可能是脑中任何结构的异常变化，并且其中一些是致命的。最常见的大脑异常源于胎儿或儿童早期大脑发育过程中出现的状况或问题，此外还包括接触了有毒物质，或者生活环境中存在过大的压力。但大脑异常很难被发现和诊断，一些大脑异常甚至是经由一生的累积，在晚年才逐渐显现出来。

大脑不同部位的损伤，会引发一些匪夷所思的症状，这些症状过去常常被误解，它们的表现各不相同，但都带给人们巨大的悲伤。

看不见静止的物体和里多克综合征

1917 年，英国医生 George Riddock 在对受伤士兵治疗的过程中，发现一位头部损伤的士兵能看到视野中运动的物体，但不能描述物体的其他属性。在他的报告中详细描述了这种损伤带来的视觉改变，并认为这可能是由于枕叶损伤带来的视觉障碍。

1998 年，1 例同类病人的报道中第一次采用里多克综合征的名称，用以表明 George Riddock 的原创性记录。目前我们认为，**里多克综合征的病症是一种盲视，通常由枕叶的病变引起。患有该病的人眼睛不能检测到静止的图像，但能够检测到移动的物体的轮廓。**这种损伤可以由于物理的原因引发，例如在受伤士兵的病例中，这种盲视可能是弹片造成的损伤，也可能由其他类型的创伤引发，例如脑卒中或肿瘤。

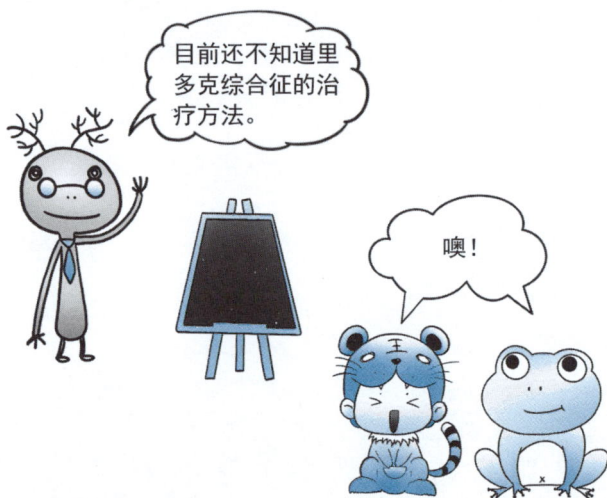

目前还不知道里多克综合征的治疗方法。

噢！

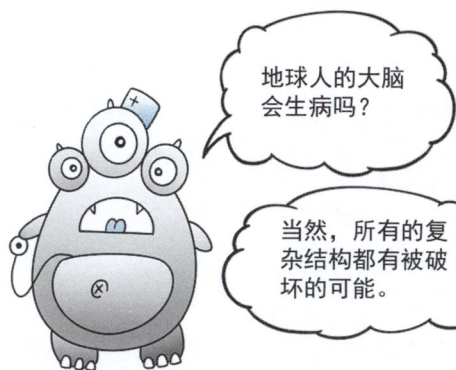

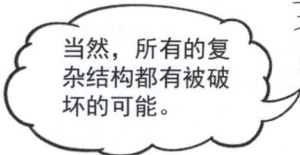

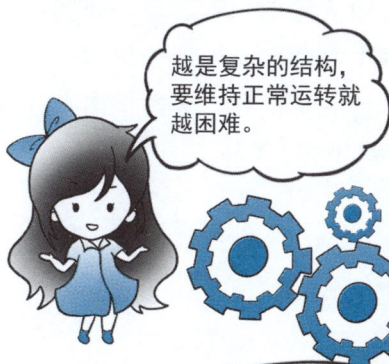

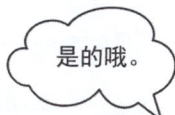

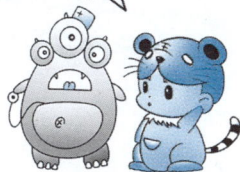

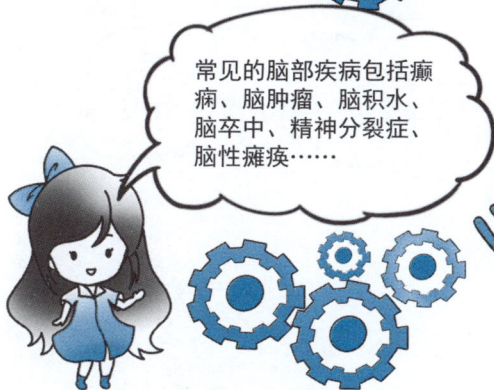

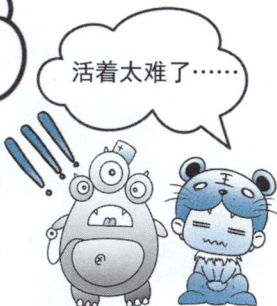

你是谁？面孔失认症

有爱的人，也有厌恶的人；有欢喜的记忆，也有想遗忘的过去。那么你还能记得多少朋友的脸，那些珍贵记忆中的面孔还清晰吗？对于一些人来说，记住亲人的面孔，甚至记住自己的面孔都是困难的，他们是一些面孔失认症患者。

大脑的腹侧视觉通路是一个广泛的分布式区域，包括从外侧枕叶皮层到颞极的很多区域，它们负责人脸的识别。目前研究认为，那些面孔失认症患者，他们大脑中右侧颞叶的部分区域可能存在异常或损伤。从调查数据来看，情况更糟糕，人群中患有面孔失认症的人的比例似乎比预想中要高很多。

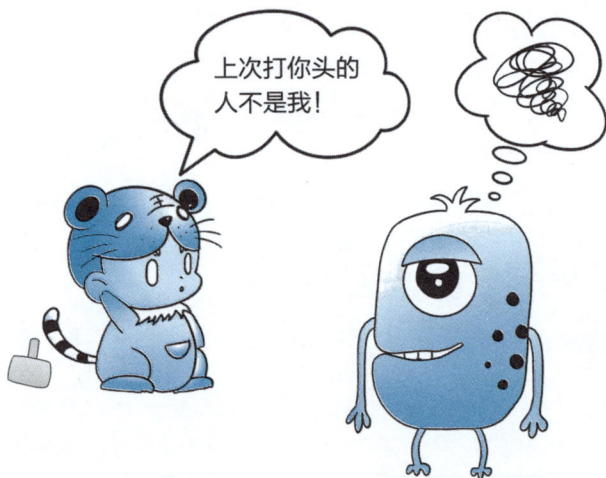

上次打你头的人不是我！

要不要试试色卡？色觉的缺失

漫长绵延的梅雨季节，有点儿让人沮丧，因为没有阳光。有一些人，他们的世界可能一直是灰暗的，并不能像大多数人那样看到五光十色的世界，因为他们患有色盲。与名称并不完全一致的是，**色盲并不是对颜色绝对看不见，患有色盲的人们只是有着"缩短的光谱"，这意味着他们能区分的颜色更少，并可能混淆对应不同光谱的两种色调。**

色盲可能源于视网膜相关疾病，或者将视觉信息从眼睛传递至大脑的神经出现障碍，以及大脑中参与视觉信息处理的区域异常，还可能因为脑损伤。完全色盲的人根本无法看到任何颜色，幸好这并不常见。一些特殊的眼镜可以为色盲患者提供一定的帮助。

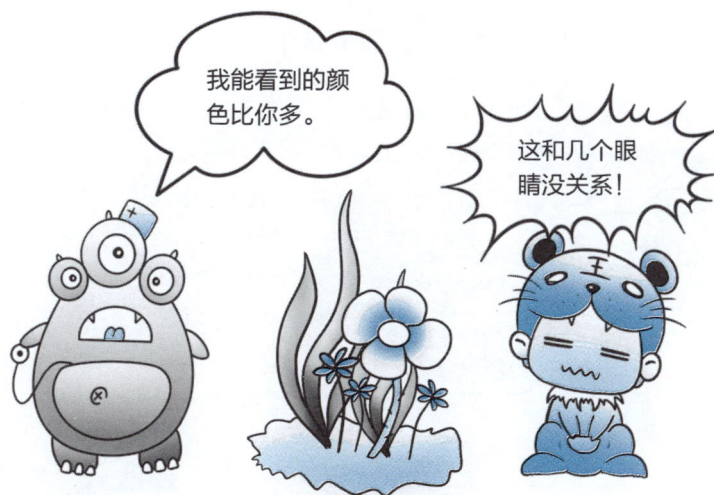

我能看到的颜色比你多。

这和几个眼睛没关系！

只能看见半张脸的单侧忽视综合征

有这么一些人，他们的视觉看起来处于非常良好的状态，他们能够看到运动和静止的物体，能够认出面孔，有着良好的色觉，但却总是看见位于身体一侧的物体，并且经常是位于身体左侧的物体。

单侧忽视综合征是一种行为障碍，也被称为空间忽略症，通常表现为脑右半球（尤其是右后顶叶皮层）发生病理事件后出现的对侧（脑右半球通常对应身体左侧）的空间定向障碍。 这些病理事件包括缺血性或出血性脑卒中、创伤性脑损伤、神经退行性疾病、脑肿瘤、先天性畸形及自身免疫性疾病引起的病变（如多发性硬化症等）。

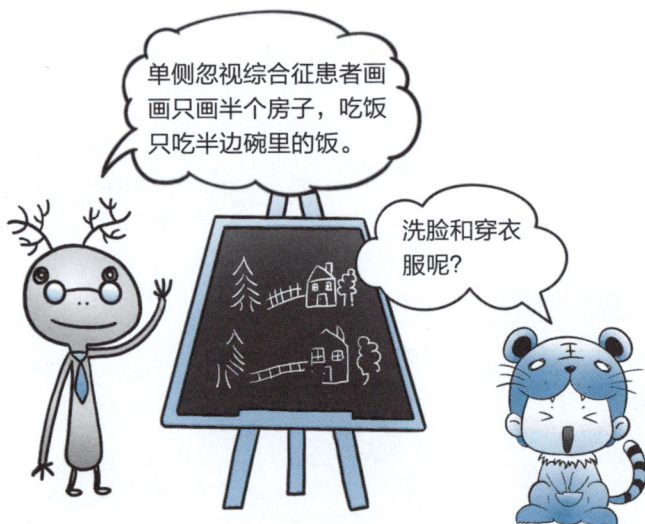

> 单侧忽视综合征患者画画只画半个房子，吃饭只吃半边碗里的饭。

> 洗脸和穿衣服呢？

丢失的过去——逆行性遗忘

大脑可能遭遇各种打击。在璀璨如星河的大脑网络中，保存了人们珍惜的很多东西，那是一些关于过去的或美好、或悲伤的记忆。除了忽视，大脑还可能遗忘。如果患有逆行性遗忘，人们的过去就会变成一片空白。

逆行性遗忘患者会遗忘过去发生的事情或学到的知识。逆行性遗忘患者往往事件性、自传性和陈述性的记忆会受影响，但却保持程序性记忆不受影响，并且学习新信息的难度不会增加。**逆行性遗忘在时间维度上是分级的，患者近期的记忆会最先受到影响，而最遥远的记忆常常可以幸免。**

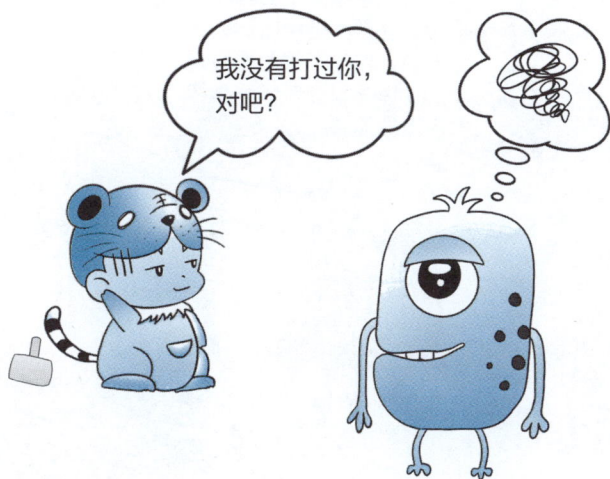

无法记住的未来——顺行性遗忘

在时间的长河中，过去会被遗忘，未来也可能无法留下痕迹。一些患者，他们在形成新的记忆方面出现了严重的、无法克服的困难，他们患上了**顺行性遗忘。这些患者此前的长期记忆仍能保存完整，但他们无法在记忆中留下新的记录。**

最著名的顺行性遗忘的案例是一位年轻人，他为了治疗日渐严重的癫痫而接受了脑部手术。手术后，癫痫有了很大的好转，但他的记忆出现了奇怪的变化。每天清晨，年轻人见到他的医生时，都会礼貌地询问对方的名字，日复一日，这位患者迷失在了他记忆的迷宫中，不再改变。

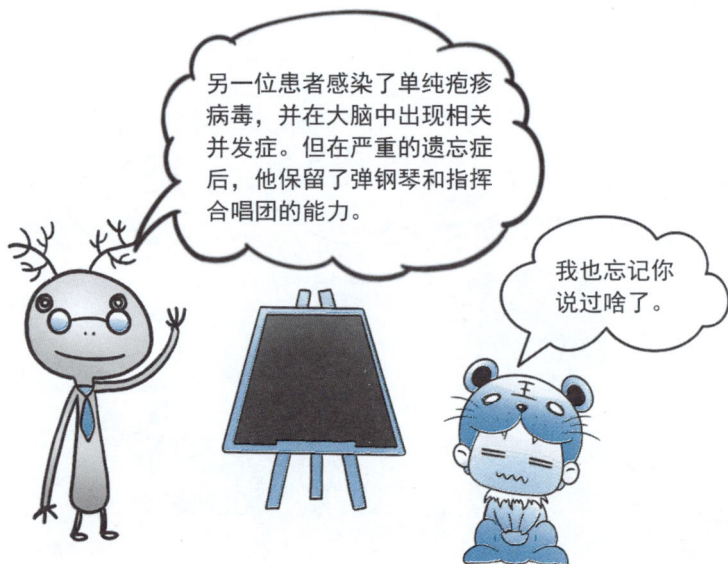

另一位患者感染了单纯疱疹病毒，并在大脑中出现相关并发症。但在严重的遗忘症后，他保留了弹钢琴和指挥合唱团的能力。

我也忘记你说过啥了。

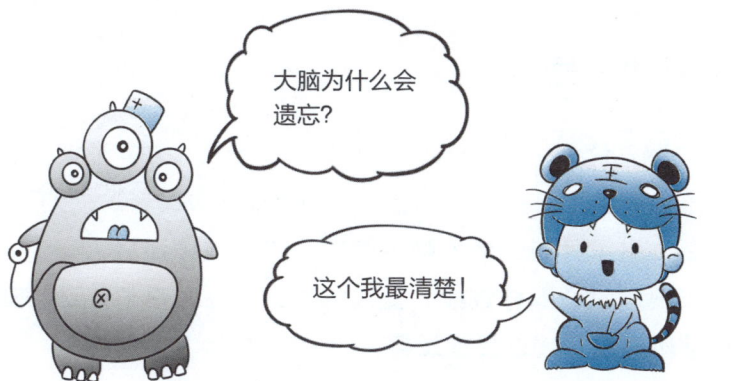

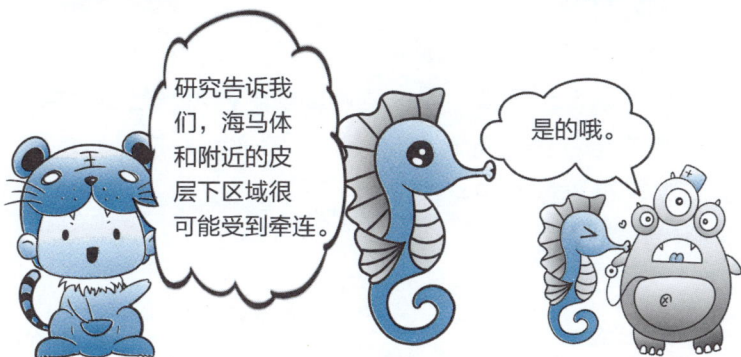

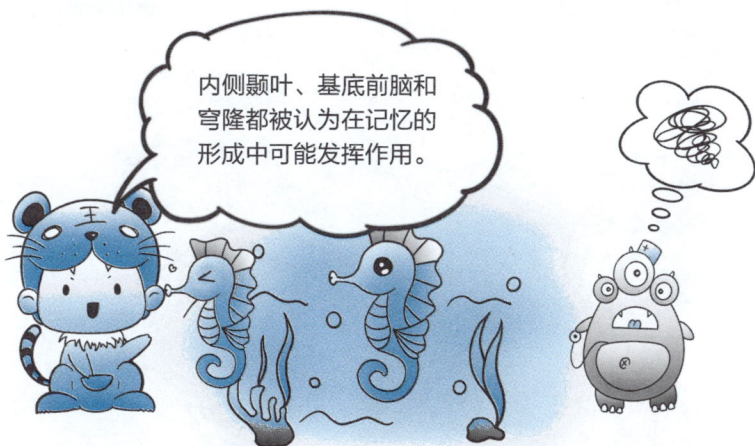

失语症的小人鱼

童话中的小人鱼为了爱情，被女巫割掉了舌头，失去了迷人的嗓音。但即使保留了完整的发声器官，仍存在失去语言功能的可能，因为大脑发生了障碍。**当大脑中的布洛卡区被破坏后，一个人将难以发出日常说话那样连续、复杂的声调，因为他们无法移动舌头或面部肌肉以形成连贯的发声。**

大脑中的另外一个区域，左颞叶的韦尼克区，如果被损伤的话，患者虽然还可以发出声音，但这些声音在人们听来是没有意义的。患有韦尼克失语症的人可能会说："你知道那只是粉红色的，我想把它弄圆，像你以前那样照顾它。"

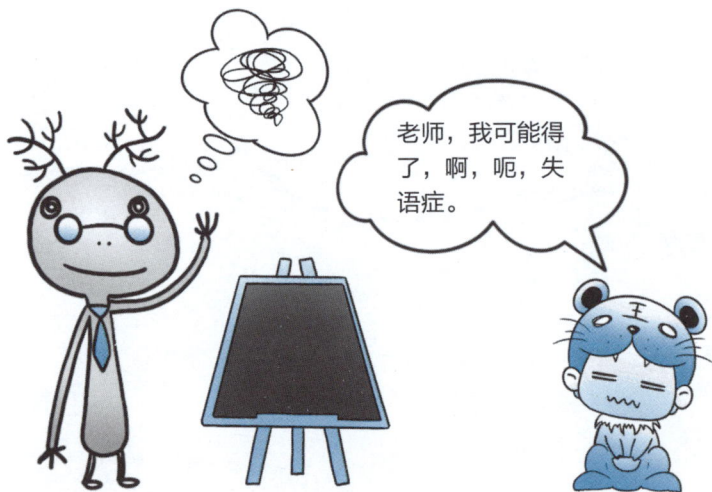

老师，我可能得了，啊，呃，失语症。

冲击中的脑震荡

有一些大脑的损伤，它们涉及的区域更为广泛，引发的症状也更为复杂。**当大脑在头骨内弹跳或扭曲，或经历快速的来回运动，导致大脑与头骨内部相撞时，就可能发生脑震荡。** 脑震荡会拉伸和损伤脑细胞，并引发大脑内的化学变化。脑震荡的影响通常是短暂的，但如果发生了多次脑震荡，会对大脑造成结构性损伤。

很多人认为拳击是一项危险的运动，那么拳击手的脑损伤率高吗？根据美国神经外科医师协会的统计数据分析，大约 90% 的拳击手会在其职业生涯的某个阶段发生脑震荡。

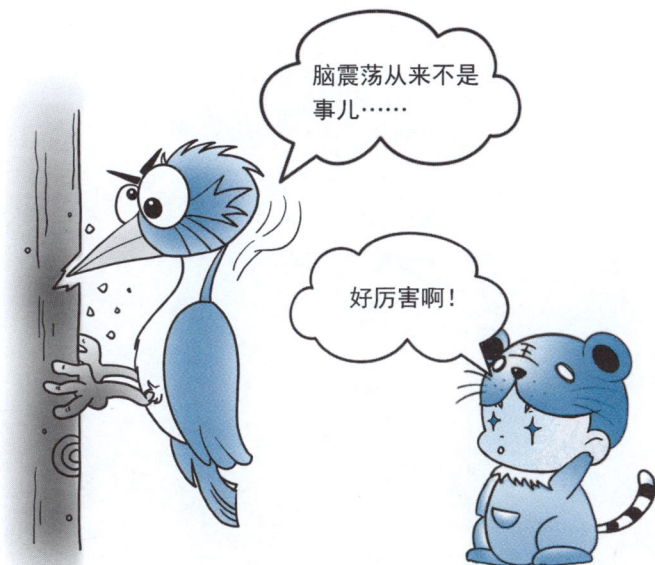

脑震荡从来不是事儿……

好厉害啊！

颅内的压力变化

除了脑震荡，颅内压升高也会造成广泛的脑组织损伤，并且损伤的结果可能是毁灭性的。我们在前面曾说过，脑脊液的平衡十分重要，既不能太多，也不能太少，否则会导致颅内压的有害变化。脑脊液可能起到缓冲的作用，但如果量增加过多，颅内压会升高。此外，受伤或脑肿瘤破裂也可能导致颅内血液增加，颅内压升高。

颅内压升高会引起头痛，这是一种严重的、危及生命的紧急医疗事件。因为压力会进一步损伤大脑或脊髓，而这种伤害是很难修复的。对应的医疗措施包括镇静、排出脑脊液、呼吸支持、药物诱导昏迷、低温治疗、颅骨钻孔术等。

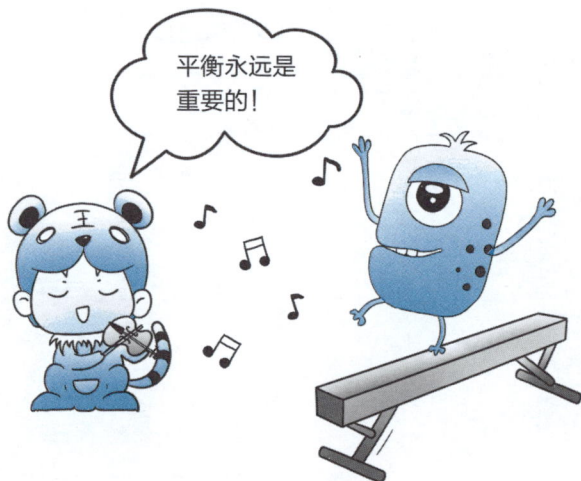

平衡永远是重要的!

越是精密的仪器，越需要细致的维护，破坏了也更难修复。人脑的复杂度远远超越了迄今为止人类制造的所有机械。

复杂，就意味着有许多种不同的方式，都可能造成系统的障碍或瘫痪。生命所生存的环境，从它诞生起始，就在不断变化，只有变化的剧烈与否，却没有停止片刻。**大脑生存的环境中，有许多事件可能阻碍大脑的发育，或造成大脑的损伤，例如头部的物理创伤，还有肿瘤、出血等。**

然而从内部，有一些起初微小的、并不易被察觉的因素，最终也会显著影响大脑。这些因素可能并不会引发可观测到的、实质性的病变，但却会给患者带来和外部创伤一样的伤痛，有些伤痛甚至更重。**这就涉及大量的精神疾病，尤其是很多无法治疗或治愈的精神疾病。**

过度恐惧

恐惧本身不是疾病，这是一种自然的、强大的和原始的人类情感，但一些人的恐惧程度超越了正常人的范畴。如果恐惧的程度过深，或者并不存在现实的威胁，而是由一些心理疾病引发了恐惧，这就可能是恐慌症、恐惧症和创伤后应激障碍等疾病，那么问题就有些严重了。

恐惧症非常复杂，杏仁核曾被认为是大脑的恐惧中心，例如过去的研究发现，如果蛇的杏仁核损伤后，它不再产生所谓的战斗反射。但这一观点目前正面临挑战，一些研究者们认为杏仁核只是负责检测和应对威胁，并间接地促进了恐惧这种感觉的产生。

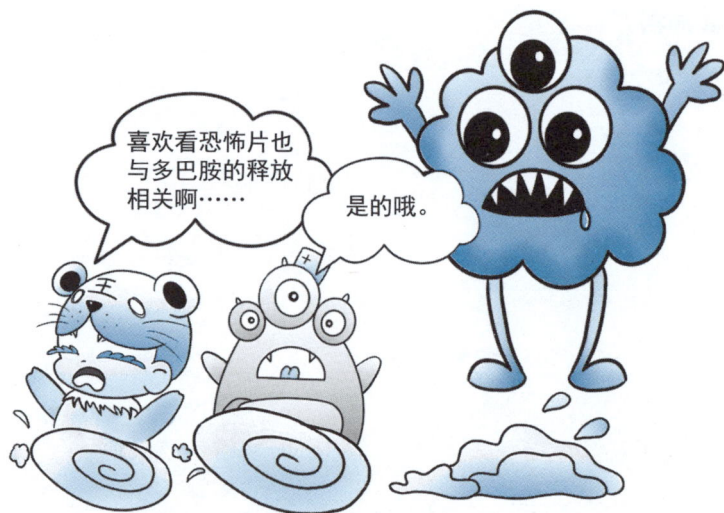

> 喜欢看恐怖片也与多巴胺的释放相关啊……

> 是的哦。

焦虑与杏仁核

如果说恐惧是针对特定刺激物的强烈情感反应的话，焦虑则是过度的担心或关切。简而言之，恐惧是害怕，焦虑是担心。偶尔出现焦虑，这是正常生活的一部分，但焦虑症患者往往对日常生活有强烈、过度和持续的担忧。焦虑症与恐惧症的本质区别在于：焦虑症并不会因为刺激物的消失而消失，因为有时甚至根本没有刺激物！

长期的焦虑会损害大脑，从而进一步加重焦虑。**焦虑症患者的杏仁核往往过度活跃。如果长期患有焦虑症，大脑的背内侧前额叶皮层、前扣带回、海马、背外侧前额叶皮层和眶额叶皮层的大小都有可能会缩小。**

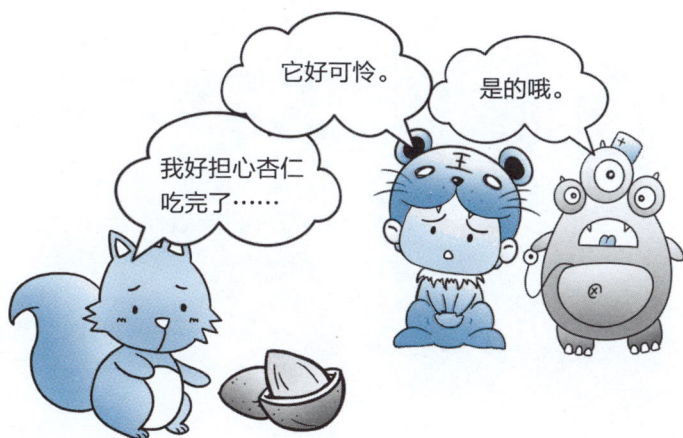

——精神疾病

145

有多少人在抑郁中挣扎

焦虑和抑郁经常被放在一起讨论，但两者不一样。焦虑症患者主要是在精神上过于担忧，其担忧的程度与实际的风险或现实的苦难程度并不成比例，而抑郁是一种持续的悲伤和丧失兴趣的状态。

抑郁症常见且可能引发严重后果，大约每 25 个成年人中就有 1 个人正在遭受抑郁情感的困扰。那么抑郁症患者的大脑中哪个地方会发生改变？这个问题困扰了研究人员们几个世纪，目前认为**与抑郁症相关的大脑结构包括前额叶皮层、杏仁核、伏隔核和海马。**

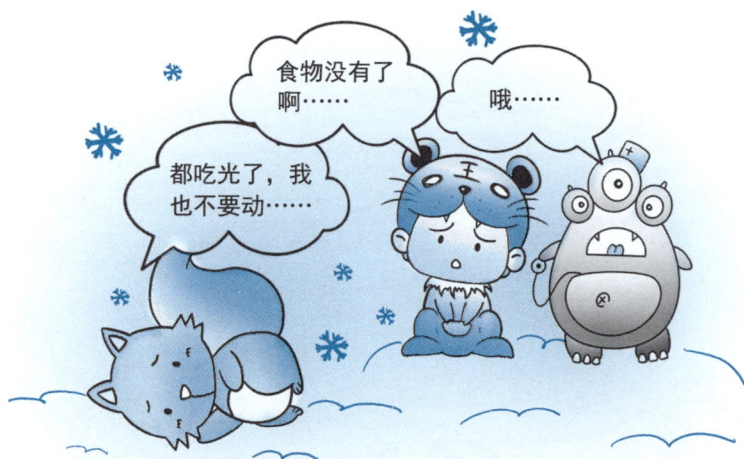

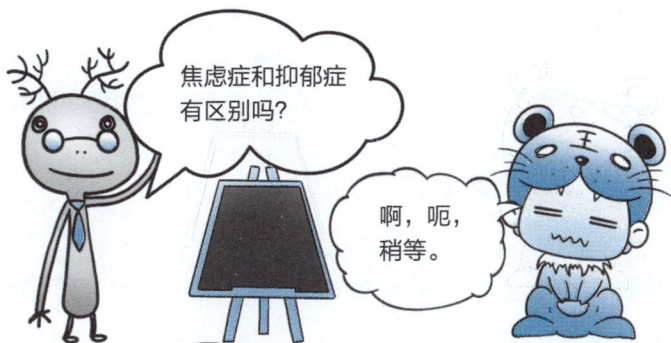

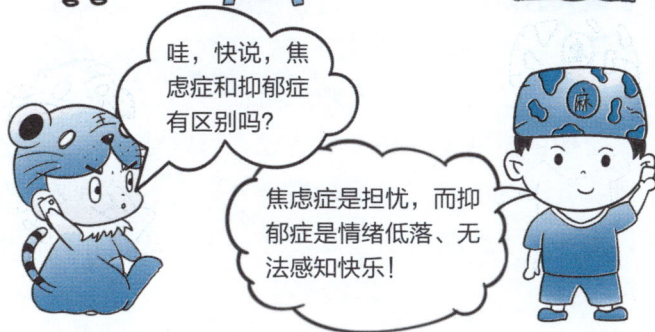

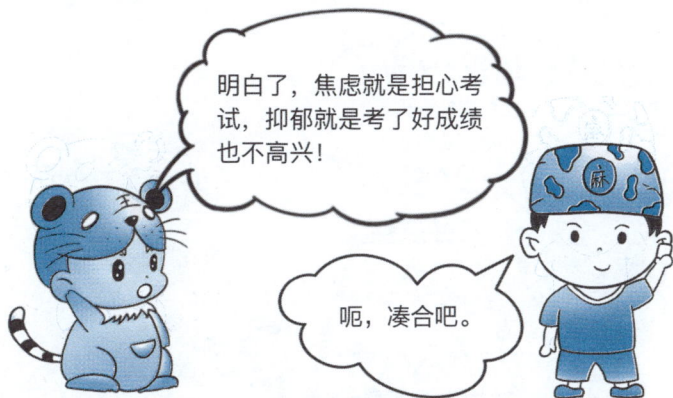

分裂的世界

相比焦虑症和抑郁症患者没有阳光的、灰暗的世界，精神分裂症患者的世界是奇异的，充斥着迷幻感。精神分裂症是一种慢性和严重的精神障碍，影响着全世界 2 000 万人。

精神分裂症患者最常见的异常感受是幻觉和妄想，这给他们的生活带来了极大的困扰。 在神经科学方面，我们有着简便的方式，去检测精神分裂症患者，或者对相应的机制进行研究，一种较新的方式是视错觉试验。研究表明，精神分裂症患者更容易产生视错觉。这些视错觉现象，在正常情况下可以帮助产生更强的视觉分辨能力或者深度的感知，但在精神分裂症的情况下却产生放大的效果。请注意下图中的白色三角并不是真实存在的，精神分裂症患者看到的白色三角会更为明显。

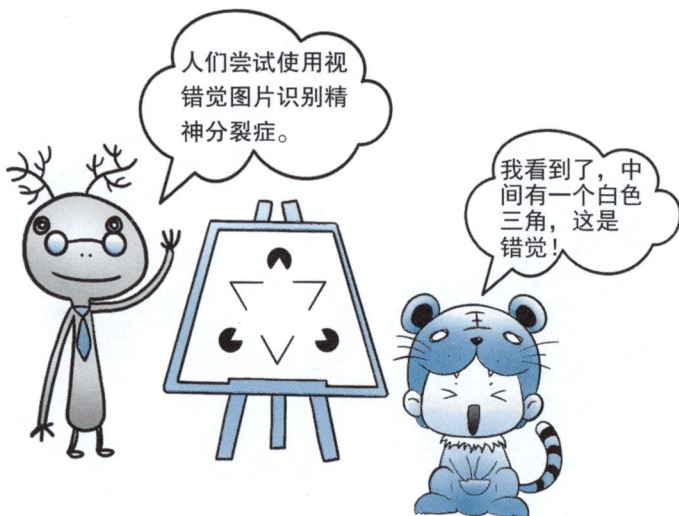

第三章 **思想的小岛：**
大脑的异常与病症

多重人格

在影视作品中，除了精神分裂症，多重人格也是一个经常被展示的病症。很多影视作品给多重人格附加上了悬疑、离奇的氛围。在临床中，**多重人格障碍通常表现为在患者的大脑中存在两种或两种以上不同的身份或人格状态，其中每一种都可能成为主导，间断性地控制着主体的行为，并排斥其他人格。**

那么患有多重人格障碍是怎样的感觉？许多患者这样描述他们的感觉：现实是"朦胧的"，他们的身体"感觉不同"，好像不受自己控制。有些时候，他们突然觉得自己很幼小，像个孩子，或者很虚弱，或者更有力量。

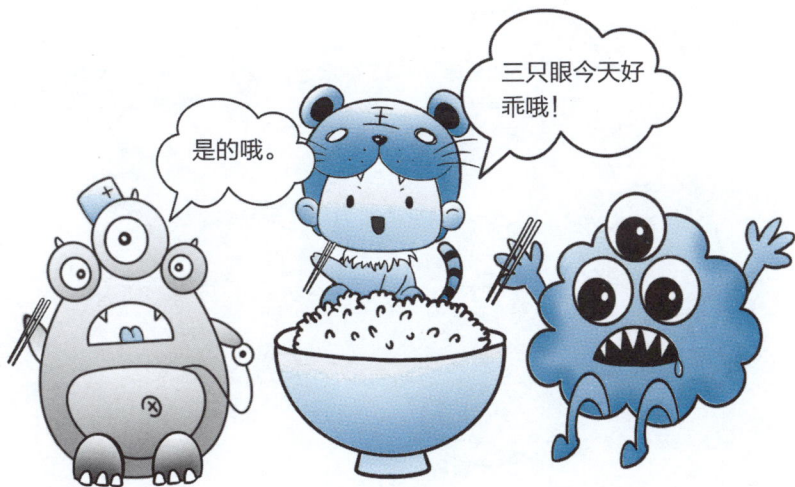

孤独症的起因

有一些大脑疾病，并不是由后天的环境或损伤造成的，而是由大脑的发育异常造成的，主要包括孤独症（又称自闭症）和多动症。**孤独症是非常复杂的神经发育障碍，其症状是行为的重复性和特征性，例如患者执着于同一玩具或事物，以及社会沟通和互动的困难。**孤独症的严重程度差异很大，一些患者能够进行日常所有的活动，而另一些则需要大量的支持。

目前还并不完全了解孤独症的成因，并且不同类型的孤独症可能有不同的成因，但有一些因素，如生物因素和遗传因素，会使一个孩子更有可能患上孤独症。

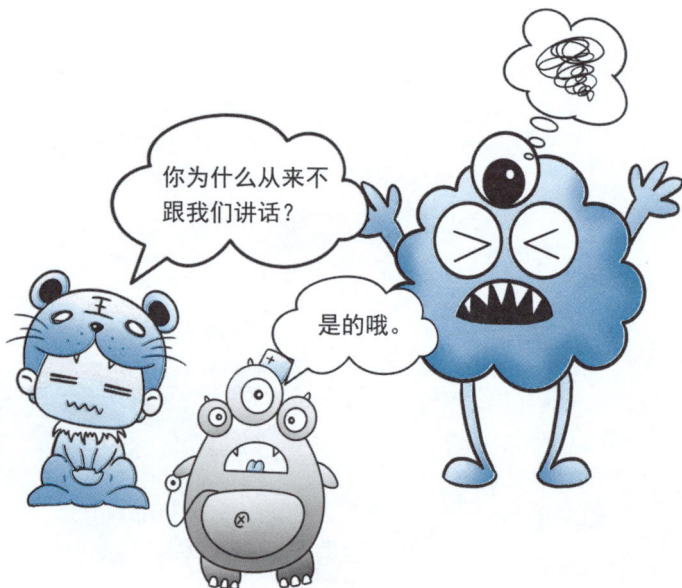

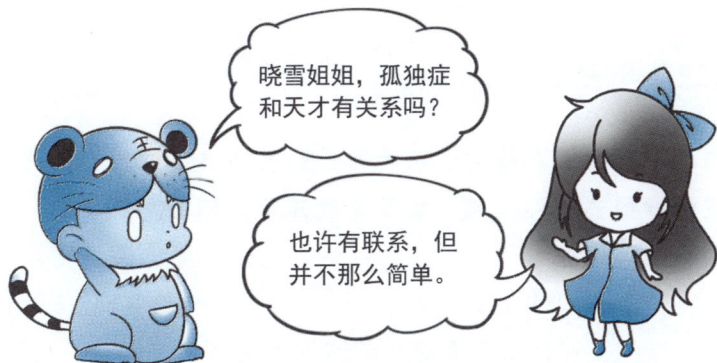

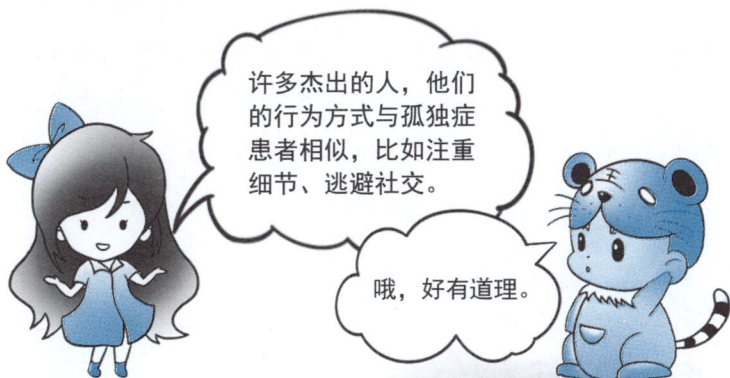

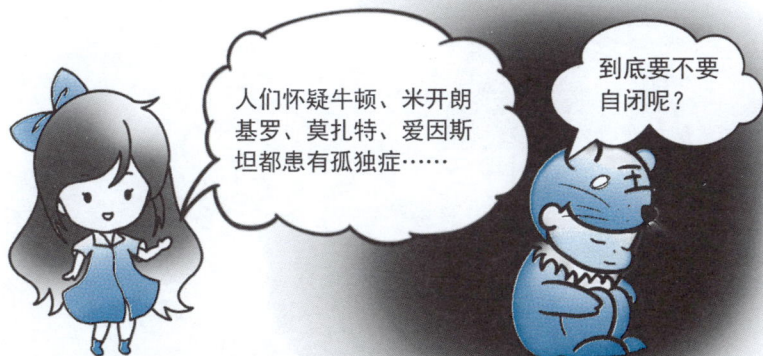

迟到的成熟与多动症

多动症也源于神经发育障碍，它会影响患者调节注意力和情绪的能力，进而导致多动和冲动，但多动症并不影响智力。从目前的研究结果来看，患有多动症的孩子，他们大脑的某些部分更小，或者需要更长的时间才能发育成熟。但这并不意味着他们不聪明，只是他们大脑的某些部分需要更长的时间来发育、长大。

目前的研究表明，遗传在多动症患病中起着重要作用，其他的风险因素包括脑损伤、怀孕期间暴露于危险环境、怀孕期间饮酒和吸烟、早产、较低的出生体重等。

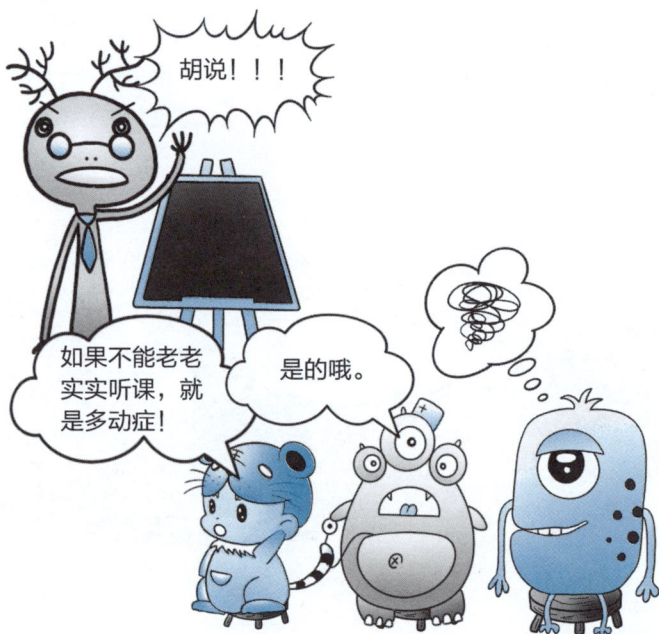

幻觉与 5- 羟色胺

如果人们看到、听到、感觉到或者闻到不存在的东西，那就是幻觉。不仅患有精神疾病的人（包括精神分裂症患者和双相情感障碍患者等）容易产生幻觉，还有很多情况下人们可能会经历幻觉，如酒精、药物、听神经病、分离性身份识别障碍、癫痫、青光眼等会导致幻觉。

幻觉是对不存在的事物的明显感知。**幻觉治疗主要是使用抗精神病药物，包括自 1950 年以来就广泛使用的传统抗幻觉药物氯丙嗪，还有针对 5- 羟色胺的药物，以及镇静药和抗抑郁药等。**

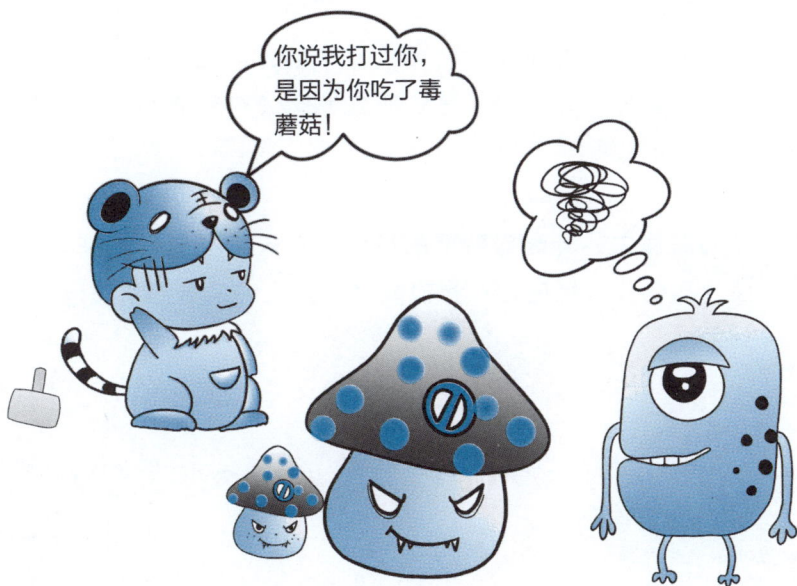

记忆中保存了一些静止的东西，那些人还是少年的模样，那些风在轻柔地拂过，那些我们珍爱的人，正在温暖地笑着……

但人们的年华仍在逝去，进化不断向前，生命不断向前。古希腊的 Herakleitus 说了一句非常正确的话："生命中唯一不变的是变化。"

一切都在随着时间变化，这又引出了一个悖论的故事，在古希腊的经典文学作品《伊利亚特》与《奥赛德》中都记载着一个伟大的雅典国王 Theseus 的故事。战斗胜利后，Theseus 驾驶船只驶向他的王城雅典，在漫长的旅程中，这艘船的各个部件都被替换了。那么问题来了，当船的每个部分都被替换后，它还是 Theseus 的船只吗？如果不是，那么是什么构成了 Theseus 的船只？这个悖论被称为 Theseus 悖论。

在人类的身体中，伴随着时间的推移，每天都会有细胞死亡，并被替换，那么什么是死亡？我们能对抗死亡吗，能对抗衰老吗？

自然的衰老过程

大脑是精密的艺术品。当解决了一个极艰难的问题后，人们偶尔会说："哦，好累，又累死了很多脑细胞。"但实际情况是，**神经元的寿命很长，远超过身体中绝大多数细胞的寿命。但大脑也面临着老化，不仅神经元数量会减少，它们之间的连接也会退化。**

大脑的自然衰老与疾病是显著不同的。大脑生理性老化的特点是会有轻微的精神障碍。而那些年龄依赖的神经变性，如阿尔茨海默病，则会迅速导致严重的痴呆。大脑老化的这两种状态，即生理性衰老和病理性衰老的本质区别是，前者并没有明显的神经元死亡，而后者有大量的神经元损失。根据目前的统计结果，全世界有约 4 500 万人正遭受某种退行性脑病的折磨。

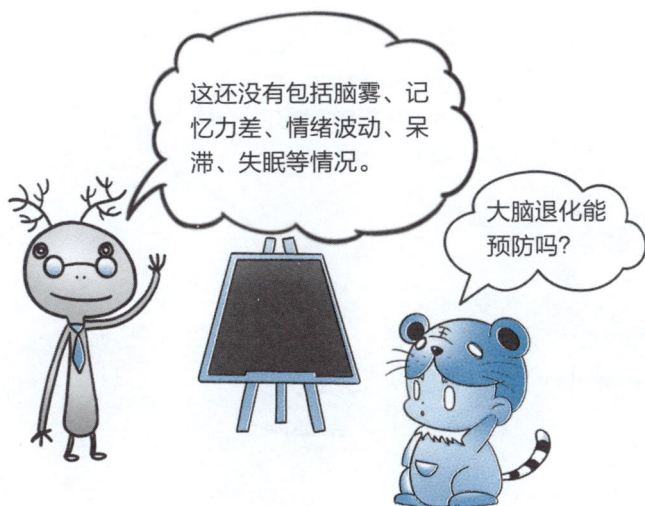

这还没有包括脑雾、记忆力差、情绪波动、呆滞、失眠等情况。

大脑退化能预防吗？

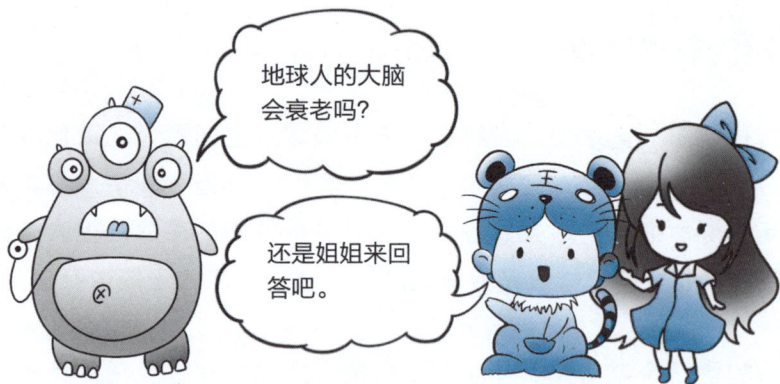

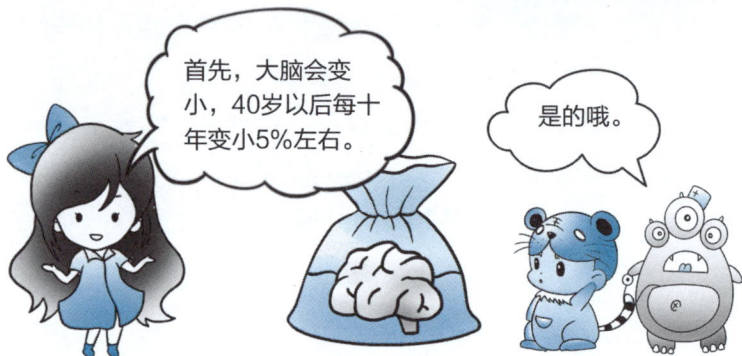

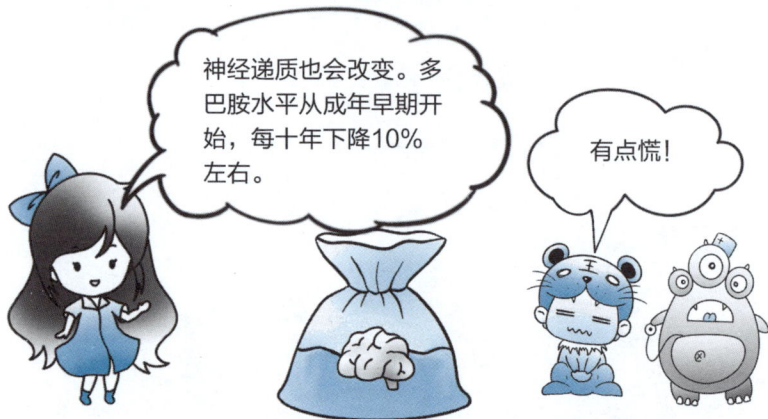

行为有一点点迟缓

衰老是无法避免的，去求取仙丹的秦始皇也无法逃避生命的终止。衰老会使人们执行日常任务的能力下降，最终影响人们生活的独立性。并且还有其他一些因素，比如运动量、遗传、营养状况、激素（荷尔蒙）状况和炎症等，会进一步促使运动功能减退。

运动能力下降是衰老过程中比较明显的外在表现。一般来说，与年龄有关的运动能力下降，下肢往往比上肢发生得更快，这可能是由于随着年龄的增长，下肢的活动水平降低得更多。**运动功能随着年龄的增长之所以会减退，与老年人的肌纤维变小，以及运动神经和肌纤维之间的突触连接退化有关。**

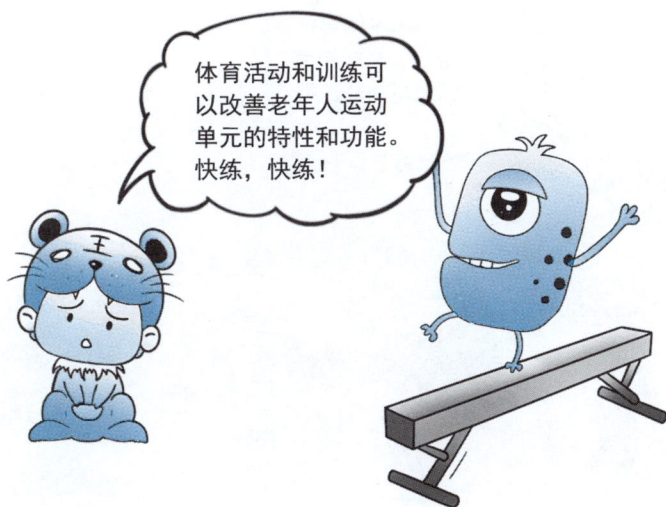

体育活动和训练可以改善老年人运动单元的特性和功能。快练，快练！

感觉有一点点模糊

虽然对于不同的个体，衰老的进程存在着差异，但是感觉的退化几乎是共同的外在表现。

目前我们了解到的关于衰老所带来的感觉能力的下降包括：双耳探测声音的能力通常会下降，对高频声音的感知尤为明显。同时视力也在变化，视觉敏锐度通常会下降，视野变得更小。**老花眼，或眼睛难以聚焦于近距离的物体，是与衰老相关的最常见的视觉问题。**

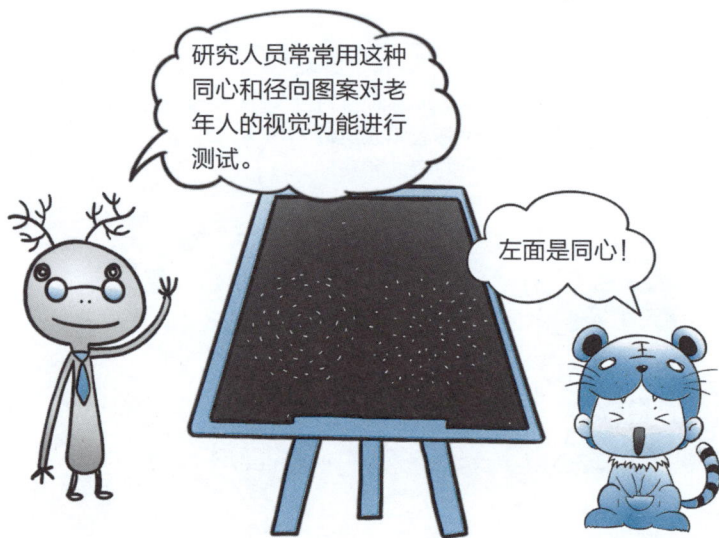

> 研究人员常常用这种同心和径向图案对老年人的视觉功能进行测试。

> 左面是同心！

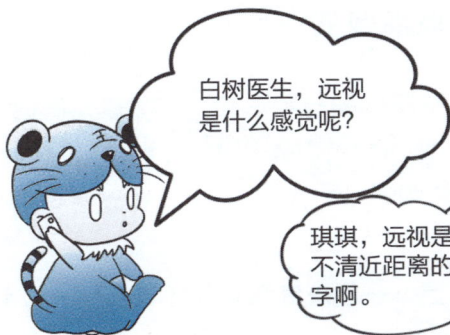
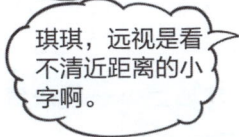
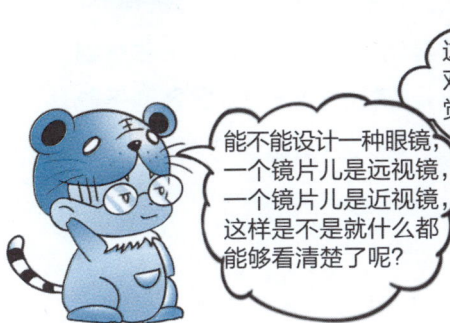
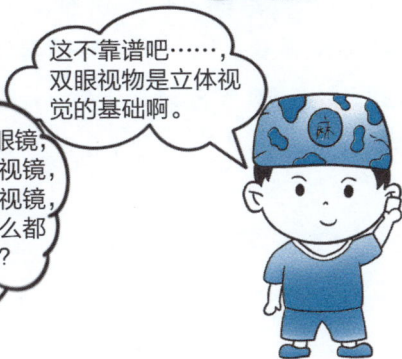
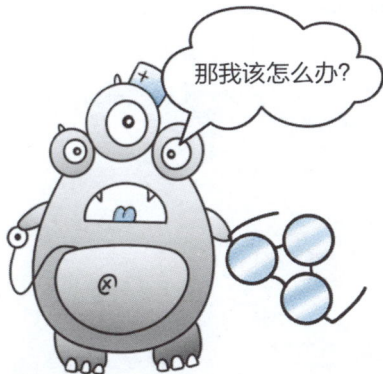
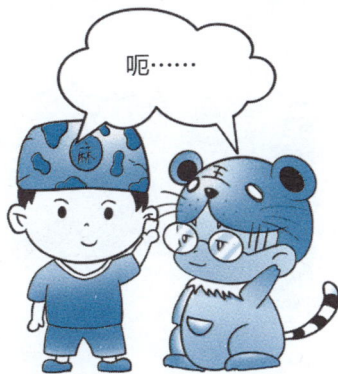

自尊有时也会发生一点点改变

很多人认为，年轻人才会有膨胀的自我认知，"不知天高地厚"，只有当理想和现实发生剧烈冲突时，年轻人才会去修正这种过高的自我认知，并且人们可能还会认为老年人的自尊心普遍较低。

但调查显示的结果并非如此。**一项研究调查了年龄在 4 ～ 94 岁的 16.4 万人，发现人们的自尊心 4 ～ 11 岁轻微上升，11 ～ 15 岁基本保持不变，15 ～ 30 岁明显增加，并在 60 岁左右达到顶峰，直到 70 ～ 90 岁才略有下降，最终在 90 ～ 94 岁急剧下降。**从这项研究来看，自尊心的变化趋势与人们的身体状态并不密切相关。

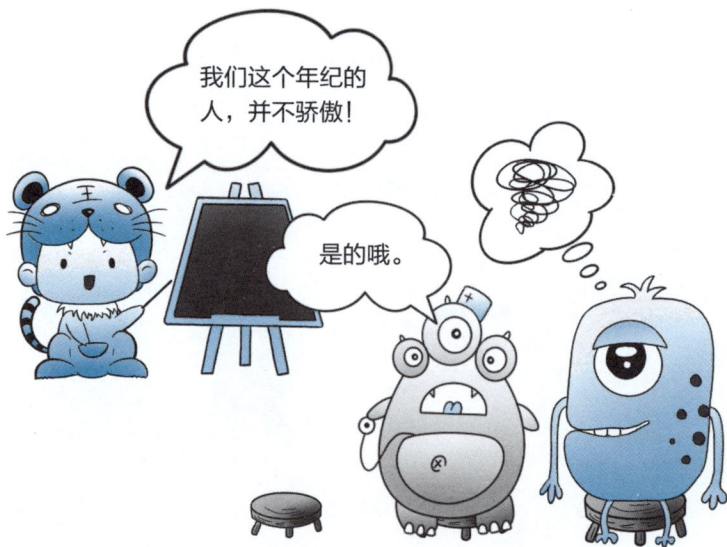

最常见的痴呆——阿尔茨海默病

衰老一定会导致痴呆吗？答案是衰老和痴呆有一定的关系，但衰老并不一定会导致痴呆。**在老年人中，最常见的痴呆类型是阿尔茨海默病，占老年人痴呆的 40% ~ 70%，而血管性痴呆占15% ~ 30%。**

虽然随着年龄的增长，患痴呆的比例越来越高，并且统计数据表明 85 岁及以上的人中有 50% 患有某种类型的痴呆，但痴呆并不是衰老的必然结果。许多人活到 90 多岁都没有任何痴呆的迹象，甚至还能够愉快地写诗或者证明数学猜想。有一种痴呆，被称为额颞叶痴呆，在中年人中比在老年人中更常见。

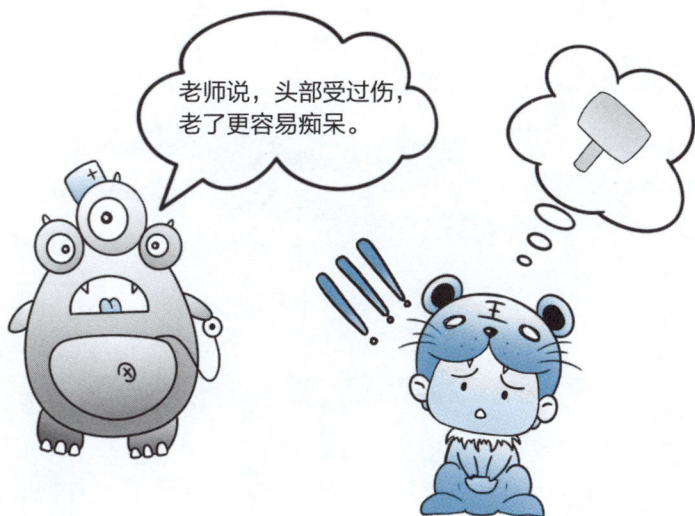

穿上红舞鞋——亨廷顿舞蹈症

亨廷顿舞蹈症是一种遗传性疾病，会导致大脑各区域的脑细胞死亡，包括那些控制自主运动的神经元。这种疾病的症状会逐渐恶化，使身体产生不受控制的运动，导致异常的身体姿势，以及行为、情感、判断和认知的异常变化。

大多数亨廷顿舞蹈症患者在 35 ~ 44 岁开始出现症状。这种疾病的进程较快，患者在出现症状后，通常只能存活 15 ~ 20 年。亨廷顿舞蹈症是由 HTT 基因突变引起的。

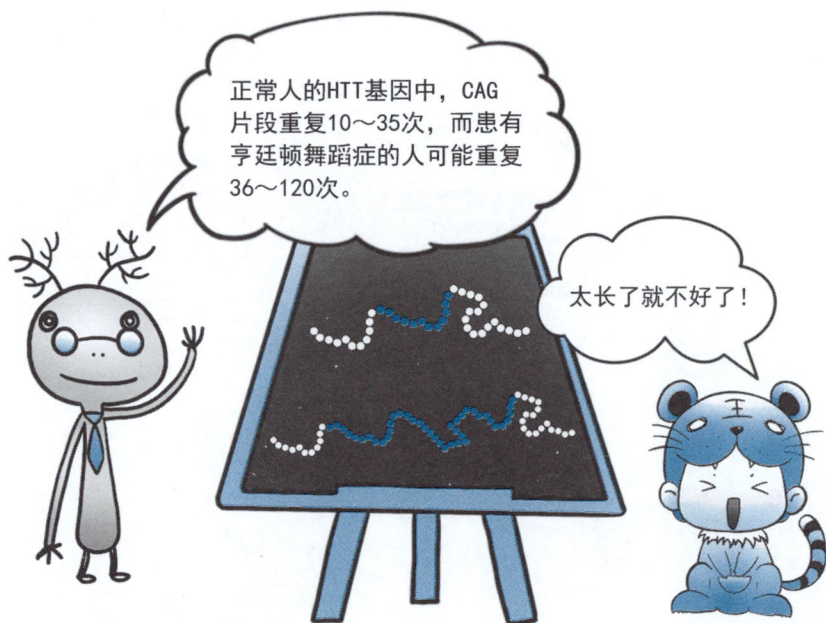

> 正常人的HTT基因中，CAG 片段重复10～35次，而患有亨廷顿舞蹈症的人可能重复36～120次。

> 太长了就不好了！

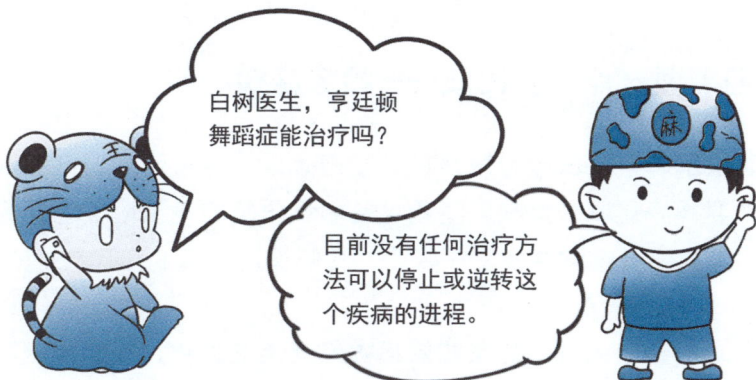

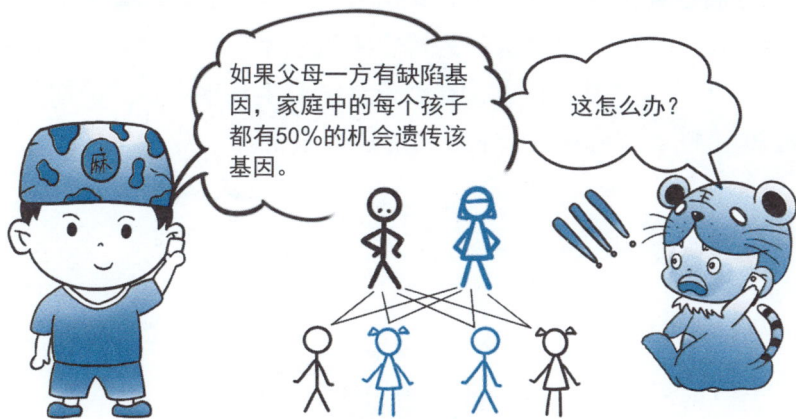

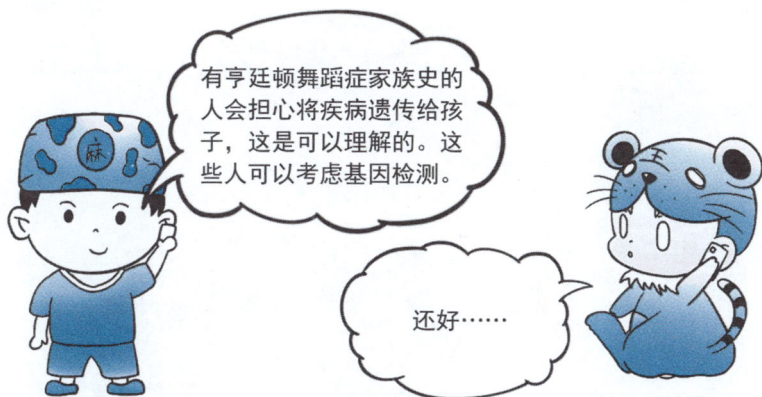

我们需要一点儿多巴胺——帕金森病

想要快乐吗？多巴胺可以帮忙。多巴胺是一种帮助人们感受快乐的重要神经递质，是哺乳动物大脑中最丰富的儿茶酚胺能神经递质。脑内的多巴胺主要是在黑质、腹侧被盖区和下丘脑产生的。

帕金森病患者大脑中的某些黑质神经元逐渐退化，因此大脑制造的多巴胺显著减少。这种化学失衡会导致身体出现严重的症状，包括震颤、僵硬、自发运动迟缓、平衡感差和协调性差。帕金森病的症状开始可能很轻微，有时仅从一只手几乎不明显的颤抖开始，但会随着黑质神经元的死亡而逐渐恶化。

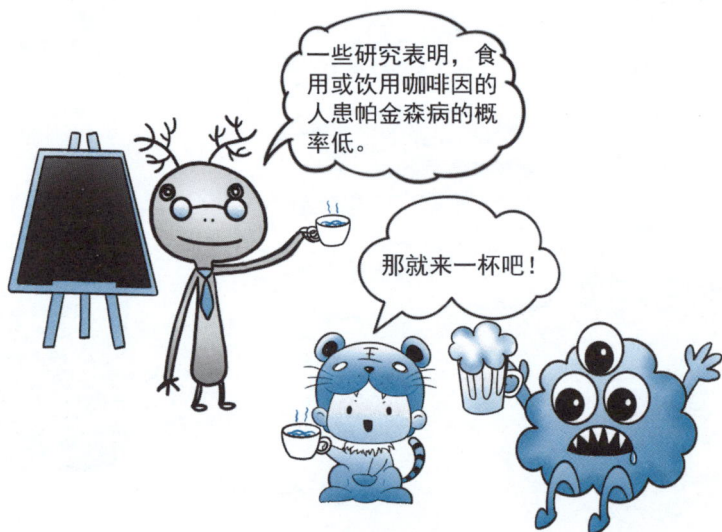

血管的退化有多糟糕

脑内的神经元会退化，其他组织也可能退化，例如脑血管。脑血管与认知功能有关这并不稀奇，毕竟神经元的活动依赖于脑血管中的血液供应，但随着年龄的增长，脑部微小血管对神经元代谢需求的反应能力被证明是下降的。

越来越多的证据表明，血管问题会导致老龄化人群的认知功能下降，而且还引发了这一人群中最常见的另一种痴呆——血管性痴呆。近年来，脑血管相关的痴呆被逐步细分化，包括动脉硬化性痴呆、多发梗死性痴呆、血管性痴呆、皮质下缺血性血管性痴呆和血管性认知障碍等。

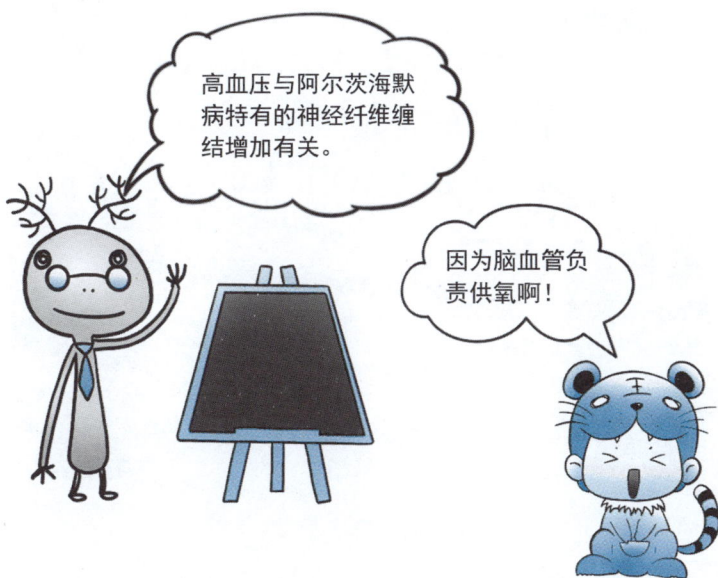

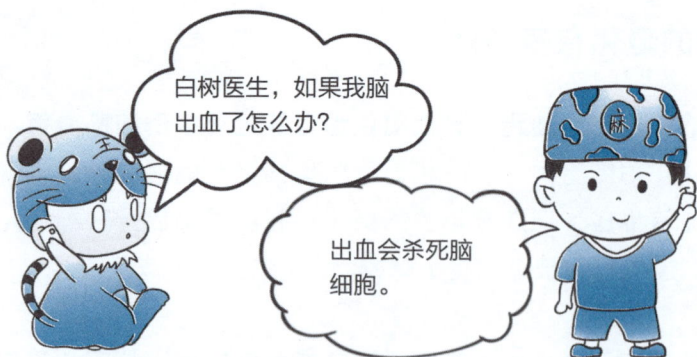

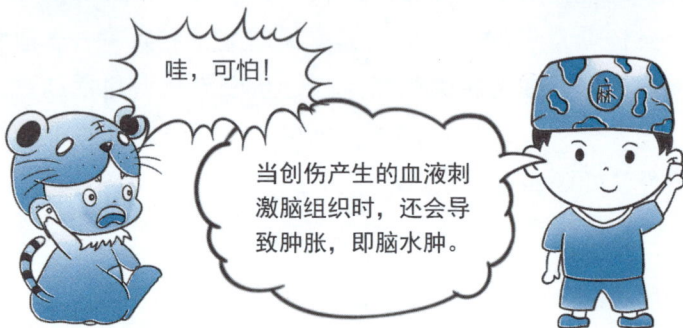

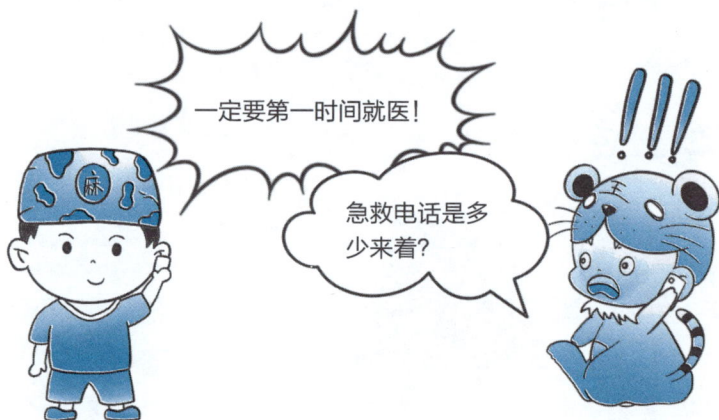

奈何青丝早成雪——早老症

衰老是自然的过程，是生命的组成部分。但在一些情况下，这一进程会被加快。**早老症（又称哈－吉二氏综合征）是一种罕见的遗传性疾病，会导致患者过早地衰老。**在出生时，患有这种疾病的婴儿通常具有正常外观，但在出生后的 9 ~ 24 个月，患儿开始出现早老症的症状。早老症非常罕见，在全世界每 400 万新生儿中，大约有一个婴儿罹患该病。

研究人员在早老症患者身上发现了 LMNA 基因的突变。这种基因突变会产生一种被称为早衰素的 LMNA 异常形式，使细胞不稳定，并导致衰老的过程加快。

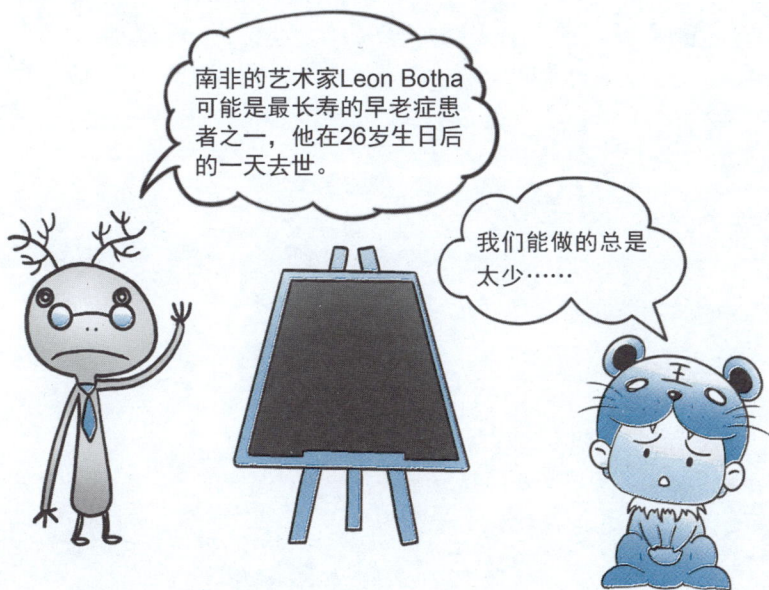

南非的艺术家Leon Botha 可能是最长寿的早老症患者之一，他在26岁生日后的一天去世。

我们能做的总是太少……

不断超越：
对意识的控制与新的智能

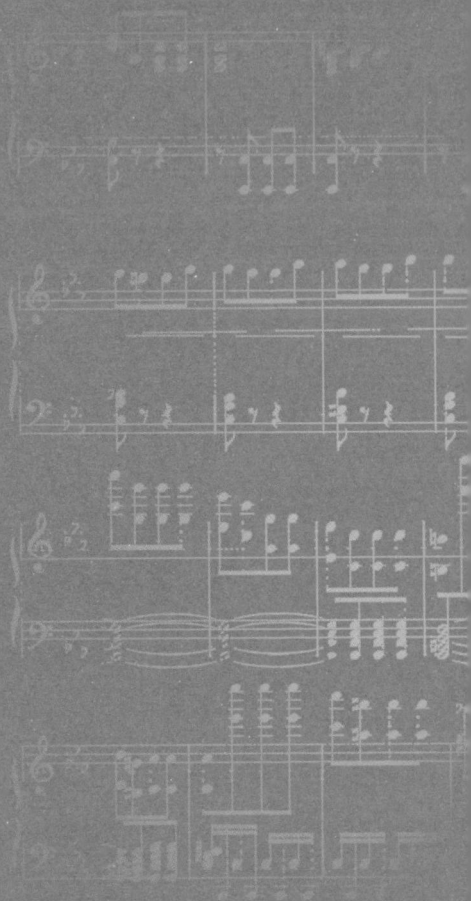

了解人类意识的来源，了解大脑，是一项浩大的、
持续了几千年的工程。思想家们和科学研究者们
一直在试图了解意识和大脑，既为了治病，也为
了创造出更灵活乃至于智能的器件。

仅仅在最近的几个世纪，人们才具备了打开大脑
层层覆膜的技能和对它进行解剖、染色、显微观
察的能力，才开始真正了解大脑是什么样子的，
它是如何运作的，以及它是如何演化的。

在脑研究领域，尽管知识日新月异地不断增长，
但主要的结论在 20 世纪就已经确立了，人们已经
了解了大脑的外部形态和主要的内部结构，以及
精细到分子层面的神经元的连接方式。

**早年间，大脑曾被比作电报机、电话交换机或某
种液压系统，那时人们侧重于描述它具备的信息
转化能力；今天，人们认为大脑更像是一台超级
计算机，因为它拥有无与伦比的计算能力，尤其
是拟合、记忆和学习的能力；明天，当新的技术
和观测数据出现时，你会认为大脑是什么样子的？
那些自然驱动的大脑的进化过程，在未来又会怎
样塑造大脑的形态和功能？那些仅存在于幻想中
的技术，大脑修复、智能药丸、读心机，这些终
将会到来吧。**

第一节
完美
——大脑干预技术的发展

与人体的其他器官相比，大脑对行为的控制是独一无二的，是不容置疑的。那么如果能对大脑进行控制，将产生怎样的结果？

在一些特殊的情况下，对大脑直接进行干预能够发挥巨大的作用。完美的技术构想是，通过对脑区的精准刺激，或者对特定类型神经元进行控制，就可以达到戒烟、戒毒、修正极端性格等目的。

在理论层面上，如果能够实现对神经元放电的完美控制，即高空间精度和高时间精度的控制，那么就可以改变人们的感觉、运动、情感，甚至是记忆。在不断受到争议和质疑的形势下，大脑干预的相应技术仍在实验室中高速发展，目前已能通过磁场、电流、光等手段达到对神经的控制。

第四章 **不断超越：** 对意识的控制与新的智能

穿过颅骨的磁场

最先被科学家们看好的大脑干预技术，是经颅磁刺激技术，它是无创的。这种非侵入性的大脑刺激利用了电磁感应原理，用变化的磁场在大脑的特定区域引发电流。这主要是依靠放置于头皮表面的绝缘线圈来完成的。在科学家或医生的控制下，线圈可以产生短暂的磁脉冲，而磁脉冲可以轻松无痛地穿过头骨，进入大脑。

这种技术的主要瓶颈是空间精度。只有当空间精度足够高时，操作者才能对特定组群的神经元进行操作。经颅磁刺激技术的空间精度十分不理想，目前可以用于治疗那些无法从抗抑郁药物中受益，或是因不良反应过大而不能耐受抗抑郁药物的抑郁症患者。

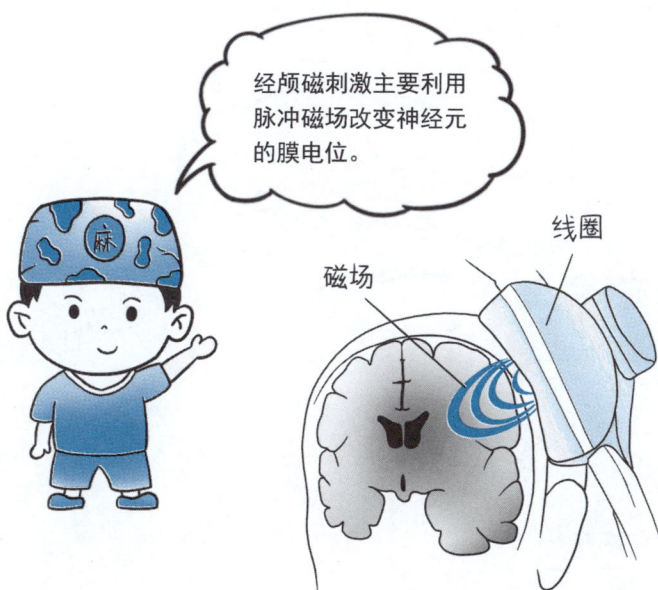

经颅磁刺激主要利用脉冲磁场改变神经元的膜电位。

线圈

磁场

电流的直接刺激

近十年来，有一种高空间精度的大脑刺激技术逐渐走向了成熟，即经颅交流电刺激。 这种技术属于经颅微电流刺激疗法，主要基于神经科学中的一个研究发现：神经元只有在受到特定频率的电刺激时才能被激活。这是一个可以被巧妙利用的特质，如果在大脑中的特定位置有两个高频的电流耦合，就会产生低频的电流，这就提供了对目标脑区精确定位的可能性。

在实验室的条件下，经颅交流电刺激已经开始尝试在患者身上使用，例如对强迫症患者的治疗。在 2021 年发表的一项研究发现，应用经颅交流电刺激 5 天，就可以有力地缓解患者的强迫症行为，并且效果可以持续大约 3 个月，此外，这种治疗方式对症状较重的患者益处更大。

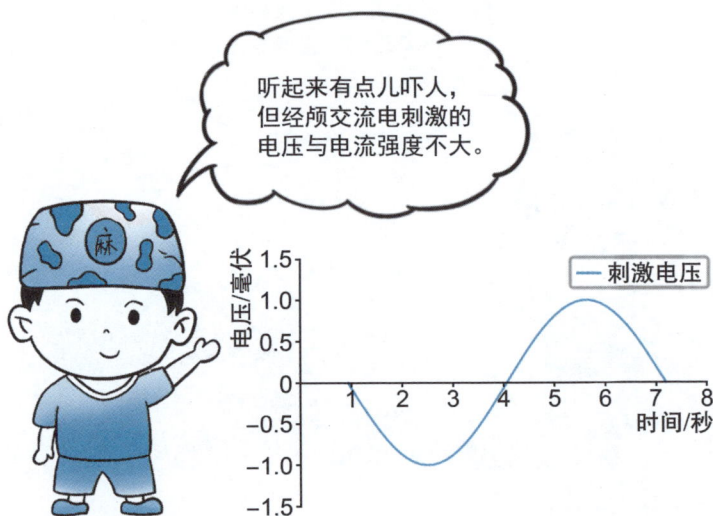

听起来有点儿吓人，但经颅交流电刺激的电压与电流强度不大。

能够兼容的电极

如果还要进一步追求大脑干预技术在空间精度方面的突破，就要利用设计精巧的微电极技术了。如果在大脑中放置植入式的神经电极，就能以单神经元量级的高空间分辨率及亚毫秒级的高时间分辨率记录和调节神经的活动。这是在神经科学研究中最广泛使用的神经元记录方式和刺激方式，但通常只在实验动物身上使用。

这种微电极技术的核心缺陷是电极植入后的感染与免疫排斥。植入的电极会对柔软的神经组织造成损害，长期刺激后会导致炎症反应和信号的退化。随着材料科学的发展，人们推出了一些具备生物相容性的电极，并开始用于疾病的治疗，如帕金森病。

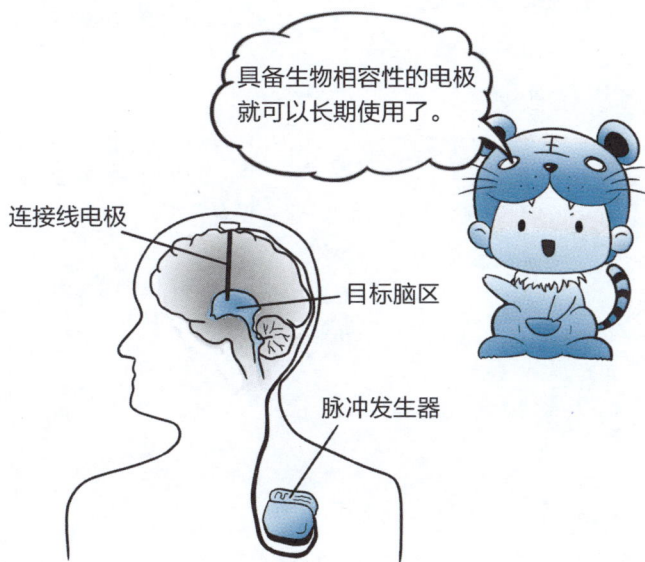

具备生物相容性的电极就可以长期使用了。

连接线电极

目标脑区

脉冲发生器

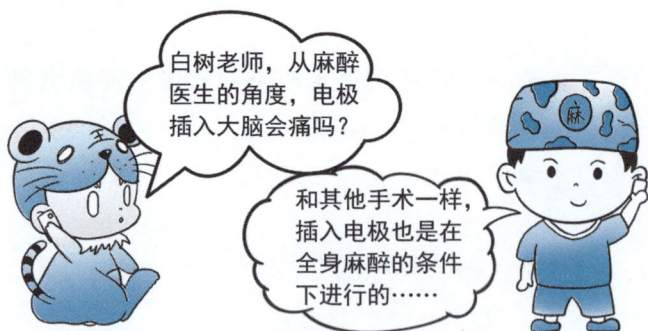

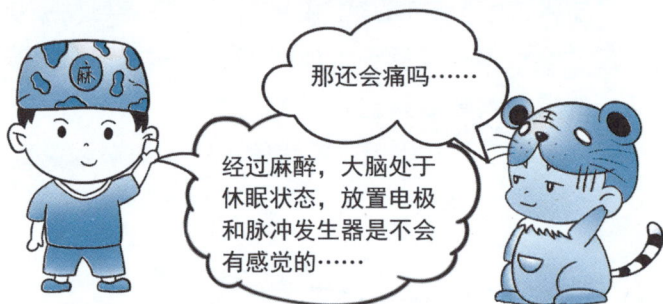

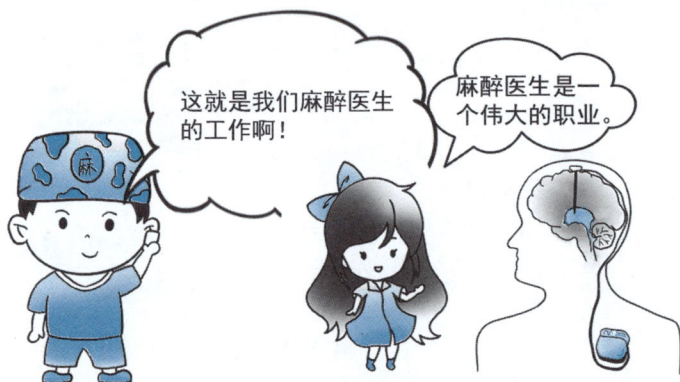

走向超声波干预的极致

除了免疫反应所带来的麻烦，微电极面临的另外一个挑战是能量的供给。如果使用外置的电池技术，那么导线部分的连接，以及电池的埋置都会对机体造成长期损伤。在这样的情况下，利用超声波为大脑内部的干预设备提供能量，成为一种理想的选择。

神经尘埃是一种可以植入体内的很小的无线传感器，当然它也不是像宣传中那么小，它长约 3 毫米，横截面为 1 毫米 ×1 毫米。 神经尘埃内部无电池，是利用超声波驱动的，可用于刺激神经和肌肉，以达到治疗癫痫等疾病或是刺激免疫系统的目的。该设备的研究者们正向着可以将成千上万的神经尘埃植入人脑的目标而前进。

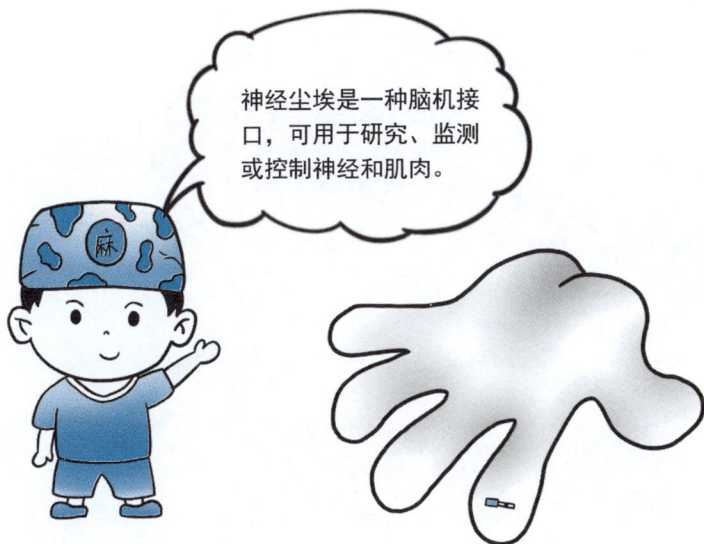

> 神经尘埃是一种脑机接口，可用于研究、监测或控制神经和肌肉。

光遗传学：利用光来干预大脑

植物喜欢光，人类也喜欢光。如果能用光来激活或抑制神经元的活性，是一个不错的选择。光遗传学技术利用藻类蛋白对光敏感的特性，使人们通过光照控制单个神经元活性的想法成为现实。目前光遗传学技术主要用于科学研究，但也有向大脑疾病干预技术方面发展的趋势。

光遗传学技术利用了一些特殊的离子通道，它们会在暴露于特定波长的光线时，打开并允许离子通过。这类通道在大多数多细胞生物体内都不存在，但可以通过基因工程技术添加到动物的细胞中。**光遗传学技术可以针对特定类型的神经元进行激活或抑制，这为治疗脑部疾病开辟了新的途径。**

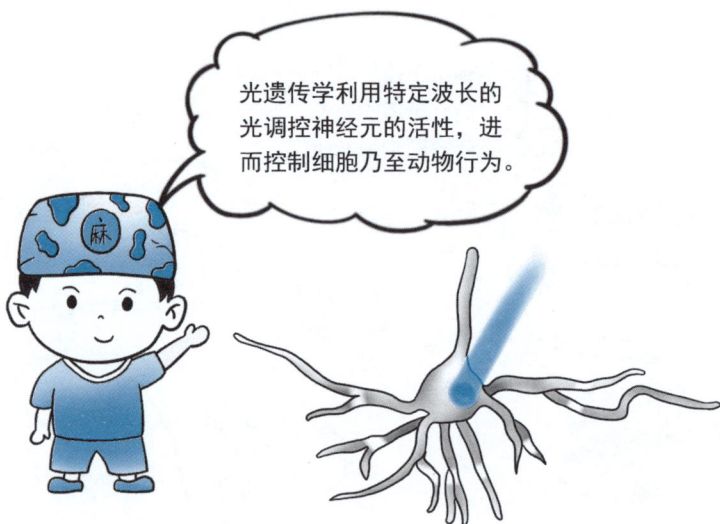

光遗传学利用特定波长的光调控神经元的活性，进而控制细胞乃至动物行为。

记忆的清除与植入

光遗传学技术虽然使用光来控制单个神经元的活动，并且有着极高的精度，但仍是一种侵入性的神经调节技术。 作为一种相对较新的神经调控工具，光遗传学技术的各种影响尚未得到仔细的审查，但它已被批准用于人体的临床试验。

在动物模型上，已经开展的另外一个大胆的研究方向，是利用光遗传学对记忆进行操控，目的是为各种神经和精神疾病开发新的大脑刺激疗法。

操纵、添加甚至擦除记忆，的确能够治愈某些疾病，例如缓解创伤后应激障碍患者的痛苦，但记忆的植入或修改，它的监管和审查是复杂的伦理问题和社会问题。

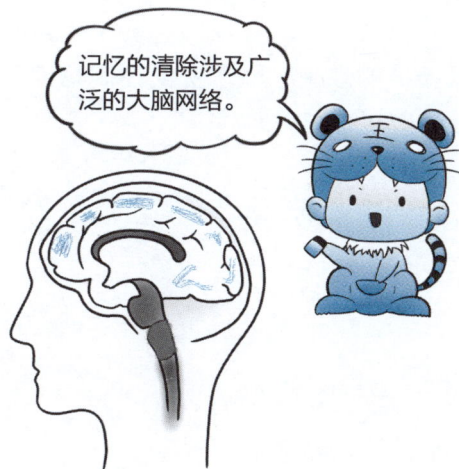

记忆的清除涉及广泛的大脑网络。

第二节
控制
——个体能力的延展

我们常听到这样的宣传语："用你的思想力量控制应用程序和机器，让科幻小说在今天成为现实。"又说，"想象一个未来，你可以用你的思想移动任何东西。未来已经在这里了。"这些美妙的宣传在昭示着一项技术——脑机接口技术。

最近十年来，脑机接口逐渐成为学术领域研究的热点，并已经开始了商业化的进程。这一技术的逻辑步骤并不复杂，主要包括三步：首先是读取大脑给出的指令，这可以通过穿戴佩戴式感应器，或将内置电极手术植入颅内等方式实现；然后使用应用程序解码指令的含义，在此过程中尽量减少对指令的误读；最后通过无线网络把解码的动作指令传输给想要操控的终端设备，例如键盘或者机器手臂。

脑机接口技术可以取代键盘等传统输入设备，增强人机互动的效率，并为残疾人提供他们无法完成的、前所未有的与周围环境的互动体验。脑机接口的未来，除了指向控制轮椅和无人机，还指向了控制武器，创造音乐和艺术……

控制电子设备

在控制和使用工具方面，人类非常执拗，历史可以追溯到距今二三百万年前的石器时代。在过去，工业界追寻灵活的双手就能控制的设备；在现代，制造能够不借助双手就能运转的设备，是科学界和工业界所追寻的荣光。

脑电是解脱双手去控制设备的一个不错的选择。脑电可以通过贴近头皮或者植入头皮下的记录电极，监测神经元的活动，以控制外部设备。对严重运动障碍者，使用脑电设备对他们进行运动辅助，帮助他们适应环境和加快康复速度，目前的临床结果是令人鼓舞的。此外，也有科技公司尝试在健康人士中使用基于脑电的脑机接口技术，让玩家参与游戏互动。

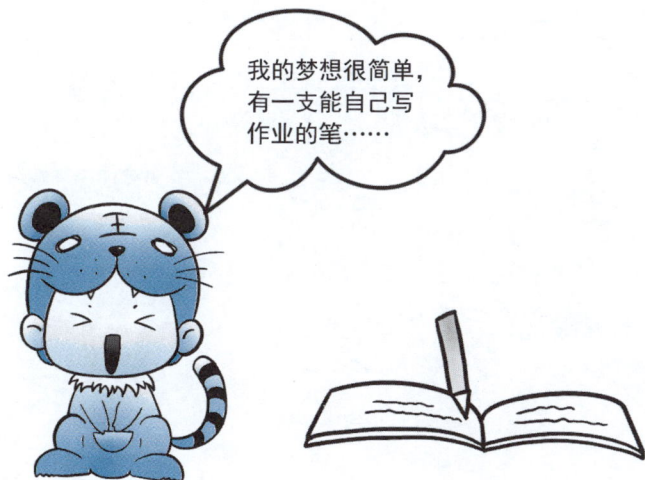

我的梦想很简单，有一支能自己写作业的笔……

装备上外骨骼

在生物学领域，外骨骼特指能够支撑和保护动物身体的外部骨骼。
由于能够防止脱水，外骨骼使得节肢动物，特别是昆虫，能够在
大多数陆地栖息地上轻松地繁衍生息。

在很多工业场所和军事领域，人们希望获得更强的负重能力，这
是机械外骨骼研发的初衷之一。在机械外骨骼系统的设计中，无
创、快速、准确地采集穿戴者的生物信号，是一个关键方面。采
集的方式有很多，包括采集穿戴者的肌电图、脑电图和眼电图等。
另一个关键的设计是测量设备和用户肢体之间的相互作用力，在
穿戴者的袖带和外骨骼之间放置力传感器，是测量交互力和扭矩
的最常用方法。

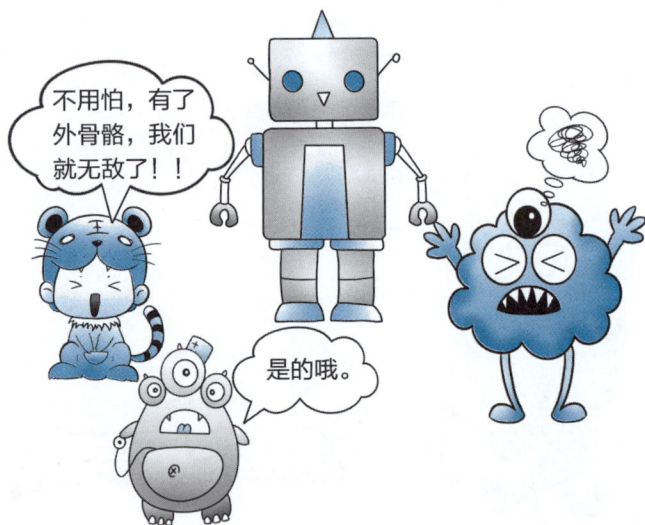

180

给大脑插入芯片

在漫长的进化过程中，颅骨一直为大脑提供强大的保护。但由于颅骨的反射和衍射，无论是在头皮表面放置的电极，或者是在头皮之下、颅骨之上埋藏的电极，脑电记录都无法达到对脑信号的良好记录。人们在 20 世纪就开始考虑将芯片埋入大脑中。

科学家们的一种尝试是，开发一种"搜索引擎"芯片，植入人们的大脑中。 这种芯片将像搜索引擎一样使用人们的神经元，以增强人类的记忆力。还有一些公司尝试通过植入芯片，将人脑直接连接到物理计算机的硬盘上，并且不用电线，像蓝牙技术那样去访问电脑。但技术障碍又回到了起点，我们对大脑还不够了解。

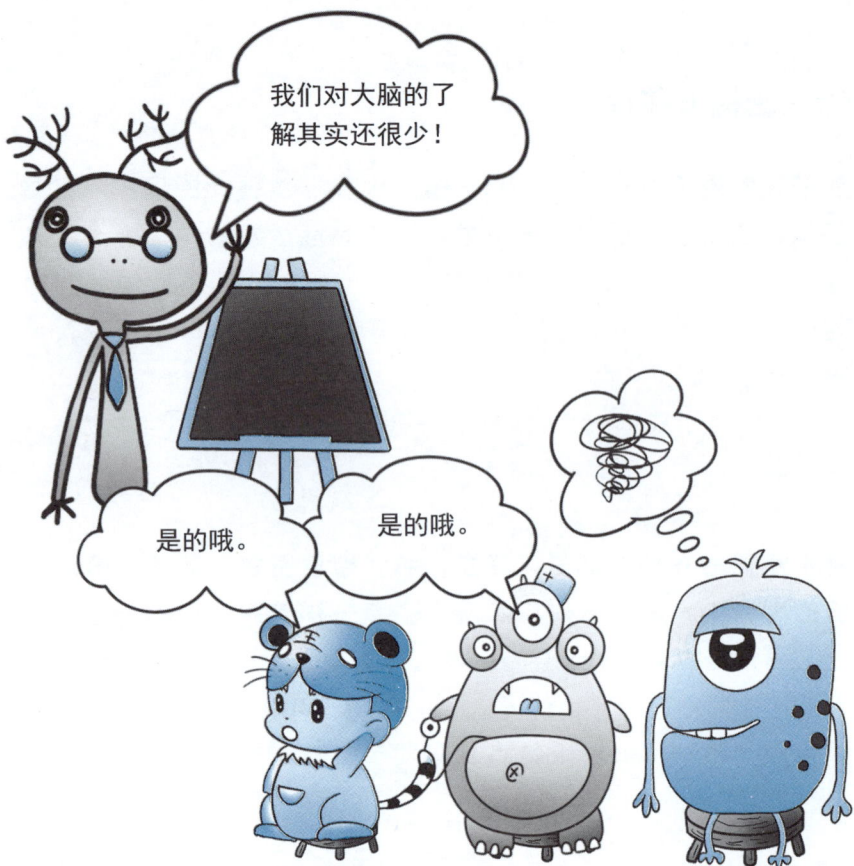

直连的运动设备

机械臂是在1954年发明的。有一位自学成才的发明家——乔治·德沃尔，申请了一种机械臂的专利，它可以通过编程完成重复、精确的任务。 这一技术很快就席卷和改变了工业界。机器臂应用广泛，可以安装各种终端效应器，广泛用于拾取、抓取和搬运不同类型的物体。

基于目前的神经科学研究成果，人们已经可以直接将外周神经元与电子设备相连接，例如一根机械手臂。那么对于手臂缺失的人们，如果我们将机械手臂接入到他们断端肢体的神经元，这些人们就可以通过控制外周神经冲动去直接控制机械手臂的运动方式，这是可行的。

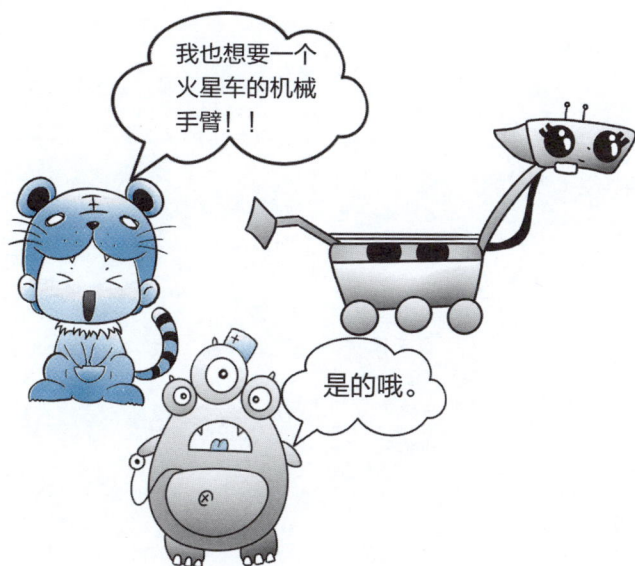

全身替代的可能性

全身替代，不仅仅是一个科学难题，还是一个哲学问题：全部替换之后，你还是你吗？**医学的进步已经显著延长了人们的寿命，现在科学家们和医生们正在探索修复、翻新或者替换因疾病和衰老而受损的人体器官。**

目前，由于还很难设计出全循环的人工脑脊液，也很难做到全部外周神经的替换连接及将神经元与电子设备大范围接合，全身替代的可能性还很低。但在再生医学领域，诱导多能干细胞技术、器官和身体组织的生物打印、器官的支架、内源性再生技术以及人工替代组织器官等医疗技术，正在需求的推动下迅猛发展。

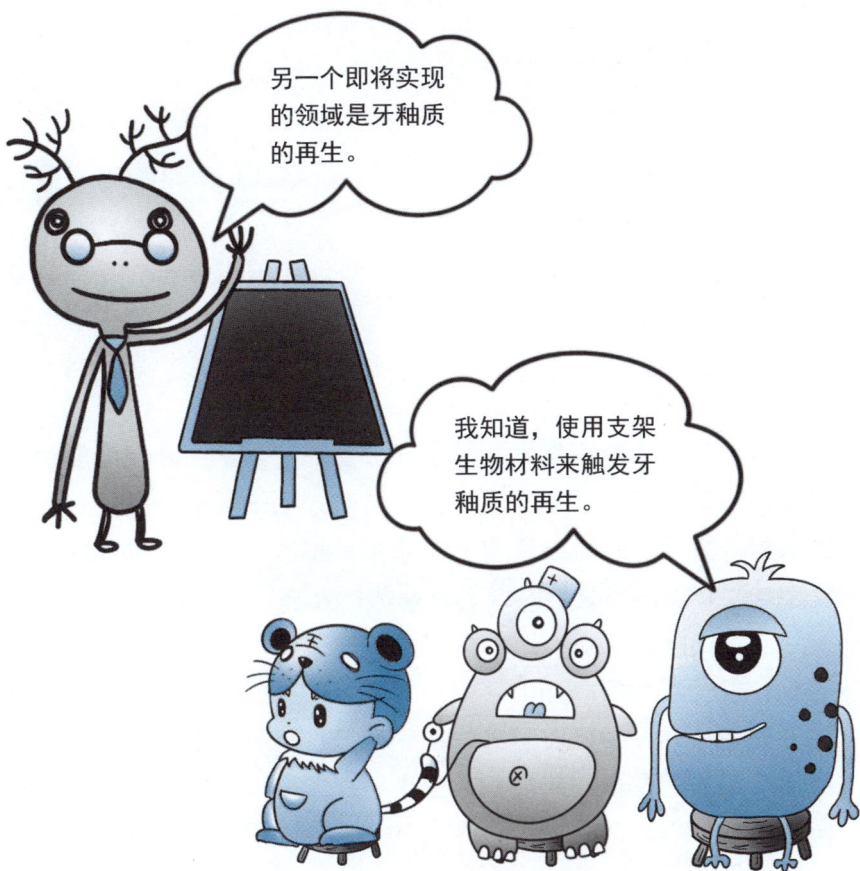

第三节
信念
——创造新的智能

如果我们回头去看，看看大脑持续了30亿年的进化，再看看胚胎中大脑惊人地快速发育，以及我们自身都曾经历过的出生后学习和塑造的非凡体验，那么我们可以清晰看到大脑一直在完善自己的轨迹。这无与伦比的、漫长的完善，塑造了一个精美绝伦的、科学尚不能完全解释的复杂系统。

近一百年来，神经科学界和医学界一直在致力于揭开大脑复杂计算之谜，现代物理学和工程学也参与对大脑的解析，以及对意识的解析。人工智能领域最前沿的技术都试图在大脑研究、数学和物理学中找到一席之地，以更好地仿造大脑，构建算法。

"一粒麦子若不落在地上，就会死去；如果落在地上，就会结出更多的生命。"**生命的意义，在于繁衍；科学的意义，在于帮助我们知道我们是谁、我们从哪里来。在未来，科学将引导我们走向哪里？**

人工智能在解决什么问题

人工智能对人类意味着什么？它在解决什么？ 人工智能的优势是计算。由于数据处理效率的压倒性优势，人工智能被用于提高生产效率、转变金融行业、提供客户服务、监测道路安全和自动驾驶等方面。

近几年涉及自动驾驶汽车撞车事故的新闻很多，然而专家们和各家公司仍然坚信人工智能可以大大减少道路上的伤亡，并提供了很多强有力的、可信的数据。人工智能的确解决了生产生活中大量的数据计算，也带来了生产格局的转变。

此外，人工智能所涉及的系统安全问题也备受争议。人工智能还会使失业率上升，预计它最终将取代全球 30% 的劳动岗位。

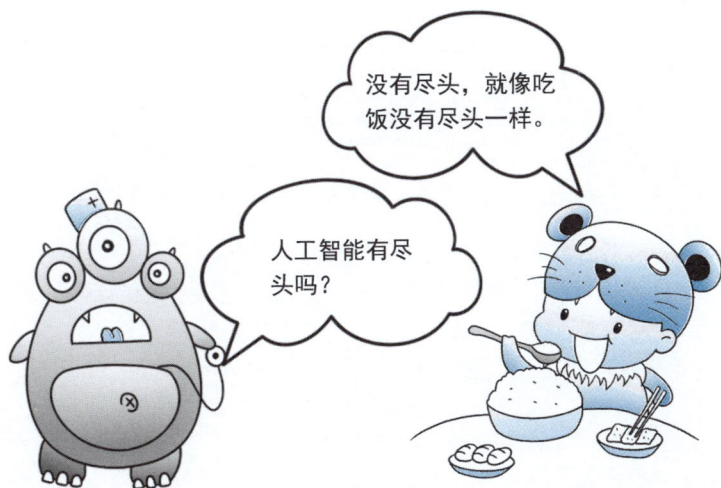

没有尽头，就像吃饭没有尽头一样。

人工智能有尽头吗？

人类智能与人工智能的共同之处

人工智能的历史，可以回溯到古代。最早是由古典哲学家们种下的种子。 古人已经试着依照人类的样子和思维设计能动的木头人了。人工智能的蓬勃发生在 1993—2009 年，在这期间被称为"神经网络"的生物启发算法出现，模仿大脑识别复杂模式的方式，以及结合数学和物理学的算法，取得了突破性进展，车牌读取器是其最早的应用之一。

从一开始，人工智能就在模仿人类智能。而到了 2010 年之后，人工智能成为备受人们关注的深度学习算法，进一步分层模仿了人类大脑的构架，以类似于人类的方式进行持续学习。**人类智能与人工智能的共同之处在于，后者模拟了前者的神经网络架构，那些进化了几十亿年的复杂神经网络。**

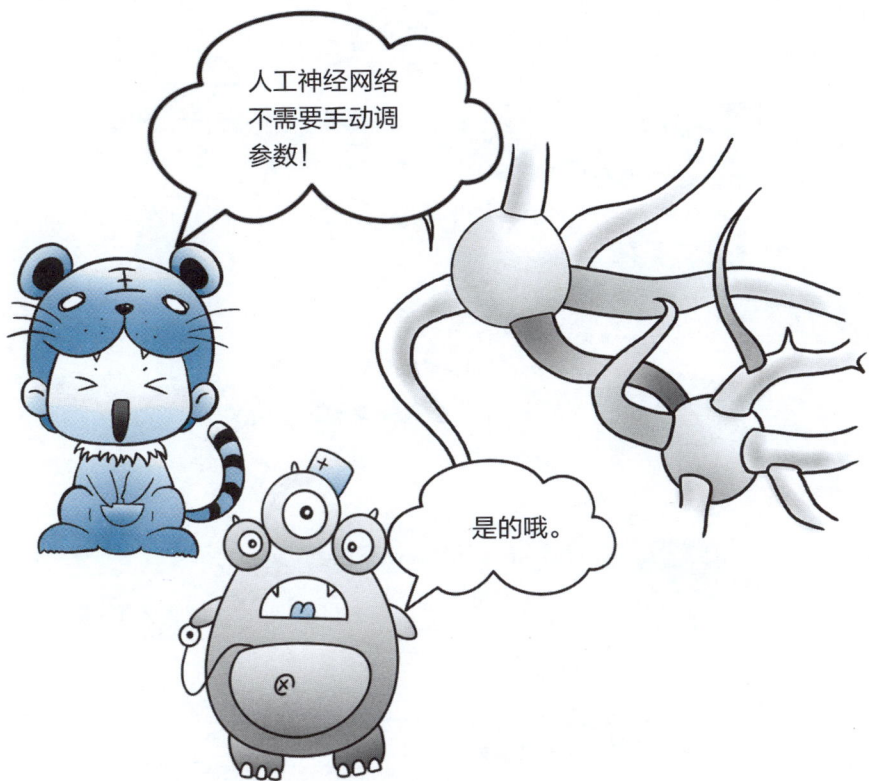

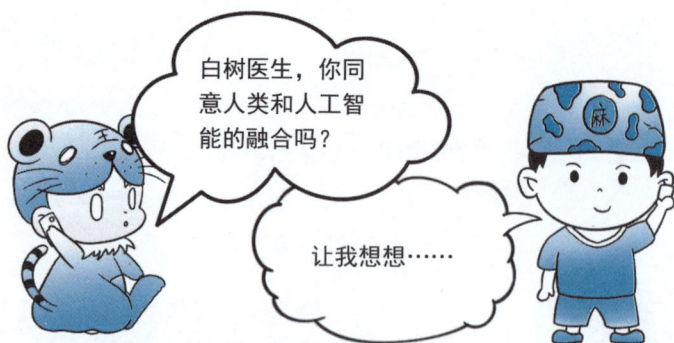

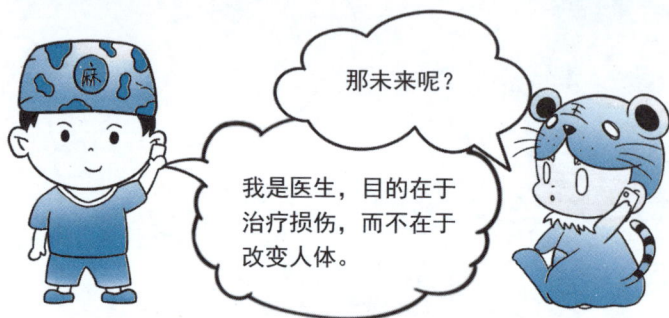

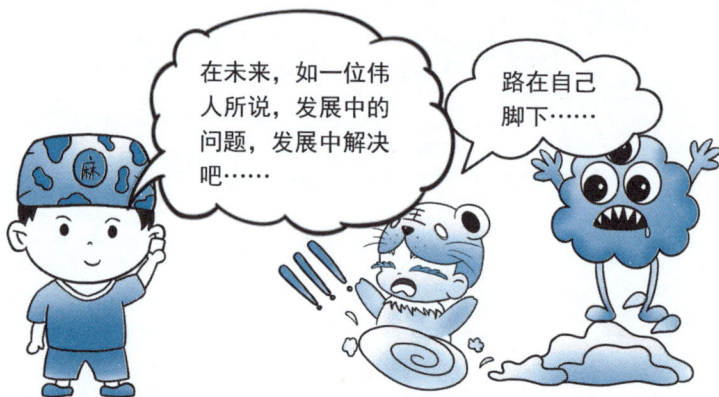

第四章 **不断超越：**
对意识的控制与新的智能

人类智能与人工智能的区别

我们从与自然界互动的角度对二者进行比较，人类智能通过认知和反馈的方式来理解环境，而人工智能则通过模拟人类的行为方式与环境互动。在计算模式上，人类智能主要使用神经元网络计算的模式，而人工智能则可以采用更多样与灵活的算法。

人类使用大脑进行思考和记忆，人工智能依赖于人类给予它们的数据进行学习和计算。此外，人工智能需要更多的时间来适应变化，别看人工智能综合了许多领域的工具和知识，包括计算机科学、心理学、哲学、神经科学、认知科学、语言学、运筹学、经济学、控制理论等，大多数情况下，它们仍然无法适应任务的切换，更别说环境的变化了。

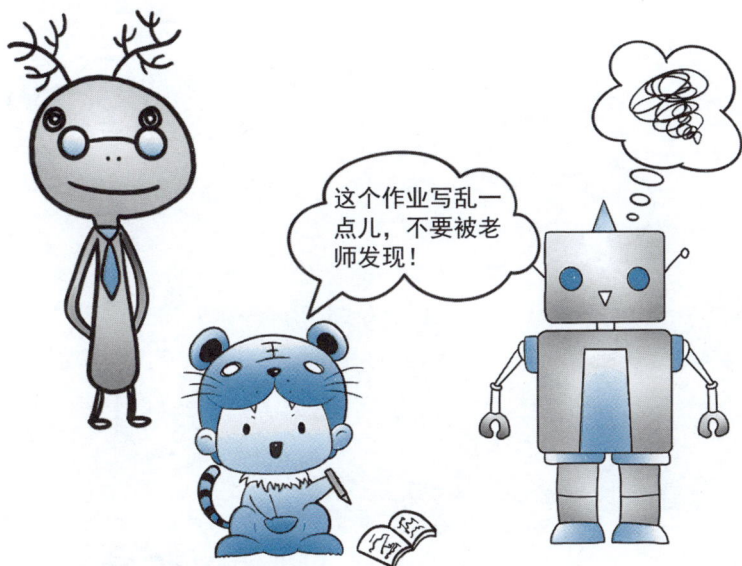

人工智能有自己的"意识"吗

人类能够自省，能够思考自身的状况和规划未来，愿意爱与被爱。长期以来，人们一直想知道机器能否拥有意识。

如果人工智能能够拥有意识，这就是科学领域定义的强人工智能。强人工智能是人工智能的一种理论形式，它能拥有自我意识，具有解决问题、学习和规划未来的能力。一些研究者认为，人工智能的自我意识也可以制造，即人工的意识，通过算法使机器意识到自己的存在。**总体上，虽然前景广阔美好，但科学界目前普遍认为，与科幻小说中的大量描写相反，目前的机器并没有意识。**

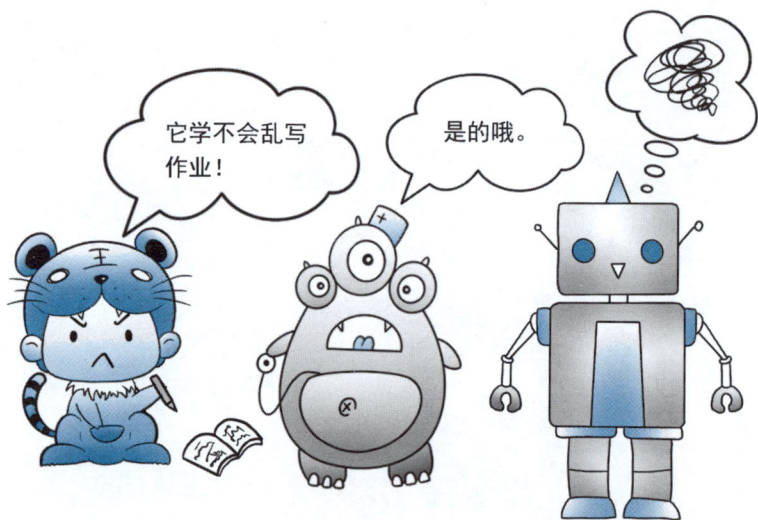

第四章 **不断超越：**
对意识的控制与新的智能

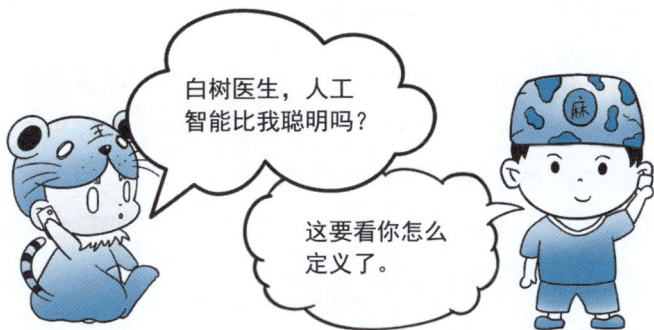

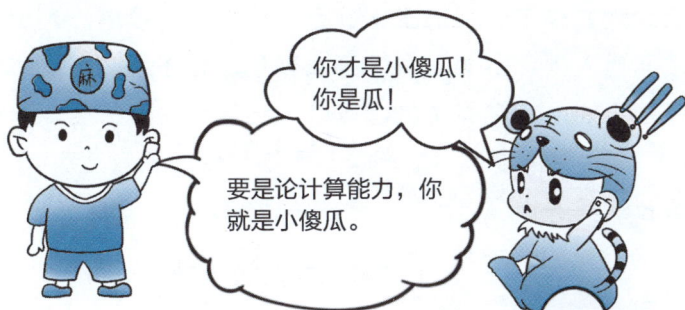

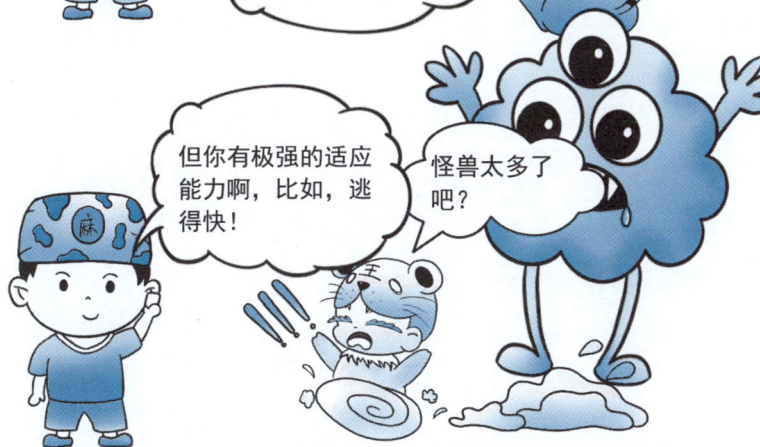

人工智能会和人类友好相处吗

技术进步本身是中性的。在 1687 年，当第三运动定律被提出时，人们并没有想到要利用它制造武器，更没有预料到几百年后的核战争。人工智能也是一种技术进步，它可以用于开发医疗诊断设备、设计新药，当然也能用于制造杀戮机器。谁在使用它，以及用它干什么，是区别的根本。

人工智能大大减少了人们的工作机会，但在很多领域，人工智能还是无法取代人类。AI 算法并不那么精确，也不那么可靠。例如解读医疗图像时，视觉算法的确可以给出建议，但却需要医生去做出决定，而医生需要综合的因素，可不仅仅是患者的疾病状况，还包括患者的经济状况、目前医院的诊疗能力、国家的政策法规，甚至患者的心情和诉求等。因此，在强人工智能实现之前，答案一定是：会。

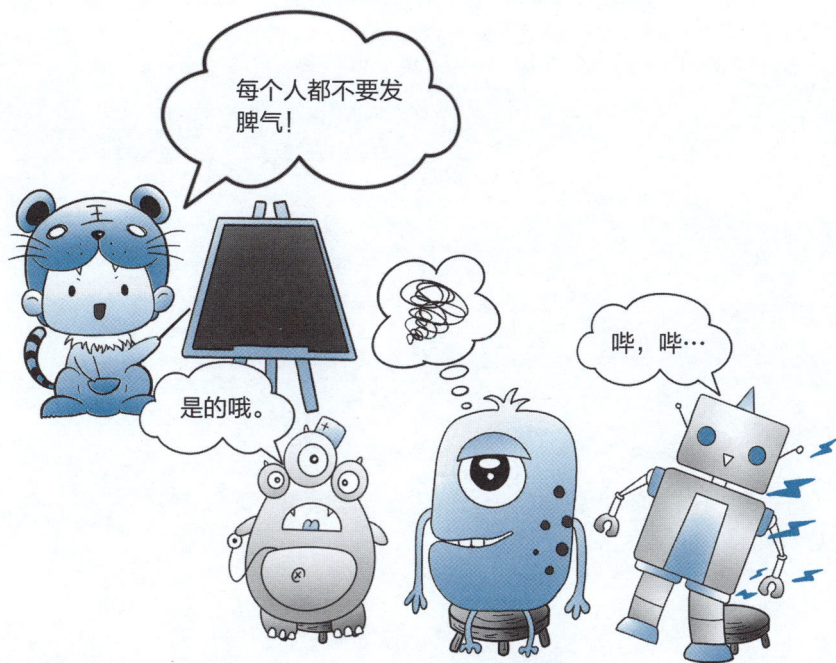

生命
Life
and
脑